AF830511

Heine

Therapie-Basics
Spieltherapie

E-Book inside auf psychotherapie.tools

Mit dem untenstehenden Download-Code erhalten Sie dieses Buch als E-Book im PDF-Format. Hierfür ist eine Registrierung auf www.psychotherapie.tools notwendig:

1. www.psychotherapie.tools/e-book-inside öffnen.
2. Code eingeben.
3. Auf »Freischalt-Code einlösen« klicken.
   Der Code ist einmal gültig.
4. Im Warenkorb auf »Zur Kasse« klicken
   und Vorgang nach Login abschließen.

Das E-Book steht Ihnen in Ihrem Kundenkonto unter »Mein Material« zur Verfügung. Es ist ausschließlich für den persönlichen Gebrauch einer einzelnen Person bestimmt.

Für Institutionen und Teams bieten wir gestaffelte Mehrplatz-Lizenzen an, die sich an der Zahl Ihrer Nutzer:innen orientieren. Kontaktieren Sie uns unter vertrieb-psychotherapie.tools@beltz.de und sichern Sie sich Ihre Mehrplatz-Lizenz!

BD3XXKFWT2

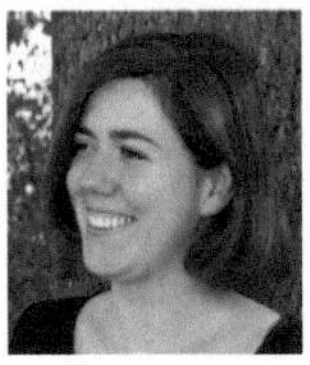

Hannah-Marie Heine, geboren 1991 in Freiburg, ist Kinder- und Jugendlichenpsychotherapeutin (VT), Heilpädagogin und Autorin. Sie scheibt Kinderbücher und entwickelt Materialien für Therapie und Elternarbeit. Aktuell arbeitet sie im ZAP Mainz sowie in eigener Privatpraxis in Mainz. Ihre Arbeitsschwerpunkte sind Selektiver Mutismus und Spieltherapie.

Hannah-Marie Heine

Therapie-Basics Spieltherapie

Mit E-Book inside und Arbeitsmaterial

BELTZ

Hannah-Marie Heine
hannah.heine@yahoo.de

MIX
Papier | Fördert gute Waldnutzung
FSC® C089473
www.fsc.org

Dieses Buch ist erhältlich als:
ISBN 978-3-621-29386-0 Print
ISBN 978-3-621-29387-7 E-Book (PDF)

1. Auflage 2026

Beltz Verlagsgruppe GmbH & Co. KG
Werderstraße 10, 69469 Weinheim
service@beltz.de

Lektorat: Andrea Glomb
Umschlagbild: Lina-Marie Oberdorfer
Herstellung: Uta Euler
Satz: WMTP Wendt-Media Text-Processing GmbH, Birkenau
Druck und Bindung: Beltz Grafische Betriebe, Bad Langensalza
Beltz Grafische Betriebe ist ein Unternehmen mit finanziellem Klimabeitrag (ID 15985-2104-1001).
Printed in Germany

Weitere Informationen zu unseren Autor:innen und Titeln finden Sie unter: www.beltz.de

Inhalt

Verzeichnis der Informations- und Arbeitsblätter

6 Was sind die wichtigsten Techniken in der Spieltherapie?

7 Arbeit mit Bezugspersonen in der Spieltherapie

8 FAQ

9 Fallbeispiele

10 Dos und Don’ts: Schwierige Situationen in der Spieltherapie

11 Mein Wissen überprüfen, vertiefen und anwenden

12 Wo kann ich mehr erfahren?

Vorwort

In diesem Therapie-Basics-Band werden die Grundlagen der Spieltherapie sowie damit zusammenhängende Interventionen vorgestellt. Auf den Informationsblättern wird erklärt, wie Spielverhalten eingeordnet und therapeutisch und lösungsorientiert begleitet werden kann. Viele Arbeitsblätter bieten zudem die Möglichkeit zur Reflexion über eigene Gefühle und Wahrnehmungen sowie Lernprozesse.

Spieltherapeutisch zu arbeiten, kann Therapeut:innen viel abverlangen. Es braucht ein besonderes Gespür und eine gewisse Begeisterung, um die nötige Authentizität herzustellen. Kinder spüren sehr genau, ob man mit ihnen im Hier und Jetzt ist und mit welcher Intensität man sich auf das gemeinsame Spiel einlässt. Das gleichzeitige (Mit-)Spielen und das gezielte Einsetzen der Interventionen braucht zudem viel Übung und Wissen – doch die Mühe lohnt sich! Der spielerische Ansatz und die Einladung zum freien Ausdruck kommen vielen Kindern entgegen, sodass sie sich leichter und schneller öffnen. Die einhergehende Spielfreude und das gemeinsame Lachen, die Spieltherapien oft begleiten, stärken zudem Motivation und die therapeutische Beziehung.

Ich persönlich bin in den Spieltherapien immer wieder beeindruckt, wie klar und ausdrucksstark viele Kinder ihre aktuellen Themen auf Spielebene gestalten und wie Veränderungsprozesse aussehen können. Die Spieltherapie als Methode ist für mich eine Bereicherung im verhaltenstherapeutischen Werkzeugkoffer. Oftmals können verhaltenstherapeutische Techniken auf Spielebene eingesetzt oder ausprobiert werden. Außerdem entwickelt man im gemeinsamen Spiel einen neuen Blick auf viele Kinder. Man erhält wichtige diagnostische Informationen und kann gezielt Erfahrungen erzeugen, die von den Kindern im Spiel mit all ihren Sinnen erlebt und von Emotionen begleitet werden.

Ich wünsche Ihnen viel Freude und Begeisterung bei der spieltherapeutischen Arbeit!

Wiesbaden, im November 2025 *Hannah Heine*

Hinweise zur Arbeit mit diesem Buch

Zur Reihe »Therapie-Basics«

Die Reihe »Therapie-Basics« besteht aus Einzelbänden, die sich jeweils mit einer Therapieform, einem Setting oder einer Technik beschäftigen. Sie bietet durch das kompakte Darstellen der Inhalte auf einzelnen Informationsblättern einen klaren Überblick über die einzelnen Themenbereiche und ermöglicht ein schnelles Nachschlagen, Wiederfinden und Aneignen der Inhalte.

Zu den Icons

Alle Informations- und Arbeitsblätter sind mit verschiedenen Icons ausgestattet, die zur Orientierung auf den Materialien dienen. Folgende Icons begegnen Ihnen in diesem Buch:

V **Verstehen:** Auf Informationsblättern mit diesem Icon werden Hintergründe und grundlegende Informationen zu den einzelnen Themen angeboten.

E **Einsetzen:** Wenn es auf einem gesamten Informationsblatt um die konkrete Umsetzung in die Praxis geht, ist es mit diesem Icon gekennzeichnet.

R **Reflektieren:** An diesem Icon erkennen Sie Arbeitsblätter, die zur therapeutischen Selbstreflexion eingesetzt werden können.

Ü **Überprüfen:** Ob Sie sich mit dem Wissen ausreichend vertraut machen konnten, überprüfen Sie mit den Arbeitsblättern, die dieses Icon tragen.

In der Praxis: Mit diesem Icon gekennzeichnete Abschnitte illustrieren die direkte Übertragung von Wissen in die therapeutische Praxis.

Im Gespräch bleiben: Dieses Icon weist auf beispielhafte Therapiedialoge hin.

Wie sag ich's? Abschnitte mit diesem Icon enthalten Beispiele für therapeutisches Wording in wörtlicher Rede.

I Was ist Spieltherapie?

1 Einführung: Wie entstand die Spieltherapie?

Damit eine Spieltherapie wirksam werden kann, braucht es gewisse Rahmenbedingungen, die erfüllt sein sollten. Eine Spieltherapie eignet sich für Kinder im Alter von 3 bis 12 Jahren mit einem emotionalen Thema, das sie auf Spielebene inszenieren. Eine Voraussetzung für die Aufnahme einer Spieltherapie ist eine altersentsprechende Spielentwicklung sowie die Fähigkeit, sich auf eine Weise auszudrücken, dass ein Gegenüber sich entsprechend in eine Spielhandlung einbringen kann. Zudem ist wichtig, dass das Kind die Impulse oder Interventionen aufnehmen sowie umsetzen kann.

In diesem Kapitel wird erläutert, wie die Spieltherapie entstanden ist und wie sie sich in den letzten Jahrzehnten entwickelt hat. Dabei erfahren Sie, wie das Medium *Spiel* mit Kindern für therapeutische Prozesse genutzt werden kann und welche grundlegenden Strategien angewendet werden.

Die Bedeutung des kindlichen Spiels hat sich in den letzten Jahrzehnten stark verändert. Durch das Forschungsfeld der Entwicklungspsychologie konnten nach und nach wichtige Erkenntnisse gewonnen werden, die belegen, wie wichtig freies Spielen für Kinder ist. Sie lernen dadurch, die Welt entdecken sowie all ihre erworbenen Fähigkeiten zu verbessern und zu erproben. Doch auch die Bedeutung für das emotionale Wohlbefinden und die Verarbeitung von gemachten Erfahrungen ist bekannt. Als Spieltherapeut:in ist es sinnvoll, über die Entstehungsgeschichte sowie den aktuellen Forschungs- und Wissensstand informiert zu sein, da es vorkommen kann, dass die Methode der Spieltherapie erklärt und für Laien verständlich gemacht werden muss. Insbesondere Eltern können verunsichert sein, wenn sie hören, dass in der Therapie »nur« gespielt wird. Das Grundlagenwissen kann helfen, den Eltern die Methode näherzubringen und zugleich für die Berechtigung und Bedeutung des Spiels im Alltag des Kindes zu werben.

Wichtig

Das Spiel wird in der Literatur oftmals als Königsweg zur Seele des Kindes oder als Sprache des Kindes beschrieben. Anzunehmen ist, dass das Kind bewusst sowie unbewusst aktuelle Themen und Inhalte aus seiner Lebensrealität sowie Gefühlswelt in Spielszenen inszeniert und bearbeitet. Die Gestaltung der Spielszenen gestaltet sich dabei höchst individuell, wobei interessanterweise immer wieder ähnliche Muster und Spielszenen beobachtbar sind.

In der Spieltherapie wird das Spiel als zentrale Kommunikationsform gewählt und gemeinsam mit dem Kind gestaltet. Kinder haben noch nicht den gleichen Zugang zum sprachlichen Ausdruck wie Erwachsene. Sie wählen daher unbewusst das Spiel als Möglichkeit, sich auszudrücken. Dabei hat das Spiel eine Hier-und-Jetzt-Qualität.

In jedem Falle sind Kinder stark und oftmals emotional involviert, wenn sie in eine Spielhandlung einsteigen. Es kann vorkommen, dass sie so sehr in ihr Tun vertieft sind, dass sie auf ein Rufen verzögert reagieren oder einen Moment brauchen, um wieder in der Realebene anzukommen. Vielen Kindern fällt es schwer, ein aktuelles Spielgeschehen zu beenden, vor allem wenn ein Thema auf Spielebene aus ihrer Sicht noch nicht gelöst oder ausreichend bearbeitet wurde.

In Deutschland wird in unterschiedlichen Settings spieltherapeutisch gearbeitet. Dazu gehören:

- Praxen für Psychotherapie
- Frühförderstellen oder Praxen für Heilpädagogik
- Psychiatrische, psychosomatische oder Reha-Kliniken

Wer spieltherapeutisch mit Kindern und Jugendlichen arbeitet, braucht einen guten Zugang zu seinem inneren Kind und kann sich idealerweise noch genau an die Gefühle erinnern, die ausgelöst werden, wenn beim Spielen ein Hier-und-Jetzt-Gefühl entsteht. Für einen Moment wird alles andere vergessen und unwichtig. Das Spiel wird zur Realität des Kindes. Dabei können starke Emotionen aufkommen. Besonders daran ist, dass das Kind in der Spieltherapie Situationen durchspielen kann, quasi erproben kann. Es kann sich auf Situationen, die es zukünftig in der Realität erleben wird, vorbereiten. Zugleich können bereits erlebte Erfahrungen jeglicher Art nochmals durchgespielt werden, um sie zu verarbeiten.

Wichtig

Wenn ein Kind eine bestimmte Spielszene immer und immer wieder inszeniert, zeigt sich darin oft ein unaufgelöstes Thema. Eine Erinnerung, ein Gefühl oder eine Erfahrung wollen verarbeitet werden.

Das Spiel kann wie eine Superpower von Kindern betrachtet werden. Sie begeben sich dabei in einen Raum, in dem sie experimentieren können, verschiedene Seiten an sich erproben und verschiedene Verläufe von Situationen ausprobieren können. Therapeut:innen können das Kind unterstützen, indem sie ...

- Modell für das Kind sind,
- eine Hilfs-Ich-Funktion übernehmen: Gefühle benennen, Situationen einordnen, Psychoedukation über verschiedene Themen auf Spielebene,
- erwünschtes Verhalten verstärken,
- Alternativverhalten vorschlagen und anbieten,
- Gefühle mit aushalten,
- Co-Regulation anbieten und die selbstständige Emotionsregulation anregen.

Eine gesunde Einstellung kann sein: Das Kind gibt die Spielinhalte vor und zeigt damit sein Thema. Therapeut:innen sind nun dafür verantwortlich, das Kind bestmöglich darin zu unterstützen, seine Selbstheilungskräfte zu aktivieren.

Informationsmaterial dieses Kapitels

INFO 1 Entstehungsgeschichte der Spieltherapie

Die Entstehungsgeschichte der Spieltherapie wird auf diesem Informationsblatt erläutert. Dabei werden wichtige Personen der Geschichte sowie relevante Therapieformen genannt und der Zusammenhang erklärt.

INFO 2 Verschiedene Formen spieltherapeutischen Arbeitens

Auf diesem Informationsblatt erhalten Sie eine Übersicht über die verschiedenen Formen des spieltherapeutischen Arbeitens. Innerhalb mehrerer Therapieverfahren kann spieltherapeutisch gearbeitet werden, sodass es auch eine systemisch beeinflusste Spieltherapie gibt, eine traumaspezifische Spieltherapie oder die Sandspieltherapie.

Entstehungsgeschichte der Spieltherapie

Die Spieltherapie ist eine psychotherapeutische Behandlungsmethode für Kinder im Alter von 3 bis 12 Jahren. Sie entwickelte sich aus verschiedenen Ansätzen und Ideen im Laufe der Zeit. Dabei spielten Einflüsse aus verschiedenen Therapierichtungen eine Rolle.

Die Spieltherapie ist heute ein etabliertes Verfahren in der psychotherapeutischen Arbeit mit Kindern. Sie beruht auf der Erkenntnis, dass Kinder im Spiel nicht nur ihre Umwelt erkunden, sondern auch ihr inneres Erleben ausdrücken, verarbeiten und beeinflussen können. Doch dieser Zugang zur kindlichen Psyche über das Spiel war keineswegs von Anfang an selbstverständlich. Vielmehr ist die Spieltherapie das Ergebnis einer historischen Entwicklung, in der sich psychologische, psychoanalytische, pädagogische und gesellschaftliche Strömungen miteinander verflochten haben.

Historische Entwicklung der Spieltherapie

Die Spieltherapie entwickelte sich im Spannungsfeld zwischen Psychotherapie, Entwicklungspsychologie und Pädagogik. Ihre Wurzeln reichen zurück bis ins frühe 20. Jahrhundert, als erstmals erkannt wurde, dass Kinder über das Spiel Zugang zu ihrer inneren Welt finden – und dass Spiel sowohl diagnostisches als auch therapeutisches Potenzial birgt.

Zentrale Wegbereiter:innen und Etappen

- **Sigmund Freud:** Die Wurzeln der Spieltherapie lassen sich teilweise auf Sigmund Freud zurückführen. Er erkannte die Bedeutung des Spiels als Ausdrucksmittel für Kinder, um unbewusste Konflikte und Gefühle auszudrücken.
- **Hermine Hug-Hellmuth:** In den frühen 1920er-Jahren entwickelte Hermine Hug-Hellmuth, eine österreichische Psychoanalytikerin, die als eine der Pionierinnen der Kinderanalyse gilt, eine Form der Therapie, die das Spielen von Kindern in den therapeutischen Prozess einbezog. Sie erkannte die Bedeutung von Spielzeugen als Werkzeugen, um Kindern zu helfen, ihre inneren Konflikte auszudrücken.
- **Melanie Klein:** Melanie Klein, eine prominente Psychoanalytikerin, trug erheblich zur Entwicklung der Spieltherapie bei. Sie verfeinerte und erweiterte die Arbeit von Freud und Hug-Hellmuth und entwickelte die sogenannte »Kinderanalyse«. Dabei war das Spiel ein zentrales Element, um die unbewussten Gedanken und Gefühle von Kindern zu verstehen. Sie war eine der ersten, die das freie Spiel als Äquivalent zur freien Assoziation in der Erwachsenenpsychoanalyse betrachtete. Sie entwickelte das spielanalytische Setting, in dem das Kind durch das Spiel seine inneren Konflikte, Ängste und Triebwünsche ausdrücken konnte. Klein war überzeugt, dass auch sehr junge Kinder über das Spiel Einsicht gewinnen und Veränderungsprozesse durchlaufen können. Ihr Ansatz war interpretativ, analytisch und tiefenpsychologisch fundiert.
- **Anna Freud:** Im Gegensatz zu Melanie Klein betonte Anna Freud stärker die Ich-Funktionen des Kindes und dessen Entwicklungsstand. In ihrem spieltherapeutischen Vorgehen stand die Stärkung des Ichs im Vordergrund. Sie nutzte das Spiel weniger zur Deutung unbewusster Inhalte, sondern als Mittel zur Beziehungsgestaltung, Stabilisierung und zur Förderung der Entwicklung.

Entstehungsgeschichte der Spieltherapie

- **Virginia Axline:** In den 1940er-Jahren entwickelte die amerikanische Psychologin Virginia Axline, beeinflusst durch die klientenzentrierte Gesprächspsychotherapie von Carl Rogers, die non-direktive Spieltherapie. Sie übertrug Prinzipien der Gesprächstherapie auf die Arbeit mit Kindern. Axline betonte die Bedeutung eines nicht-direktiven, unterstützenden Ansatzes, bei dem das Kind durch das Spiel Selbstausdruck und Selbstheilung erreichen konnte. Das Kind wird folglich im Spiel nicht gelenkt, sondern von Therapeut:innen mit einer wertschätzenden Haltung begleitet und in seinen erlebten Emotionen validiert. Dabei ging sie davon aus, dass das Kind über ein inneres Bedürfnis zur Selbstheilung verfügt – wenn es in einer Umgebung auf Verständnis, Empathie und Akzeptanz trifft.
- **Donald Woods Winnicott:** Winnicott war ein britischer Kinderarzt und Psychoanalytiker. Er betonte die Bedeutung des »Übergangsobjekts« und des »Übergangsraums« für die kindliche Entwicklung. Seine Arbeit half, das Verständnis für die therapeutische Verwendung von Spielen weiter zu vertiefen.
- **Herbert Goetze:** Herbert Goetze entwickelte die Personenzentrierte Spieltherapie (Goetze, 1981), in der Therapeut:innen sich deutlich aktiver einbringen können. Dabei wird die Grundhaltung der personenzentrierten Gesprächstherapie eingenommen, die unbedingte Wertschätzung, empathisches Verstehen sowie kongruentes Therapeutenverhalten beinhaltet. Techniken wie das Verbalisieren emotionaler Erlebnisinhalte, behutsames Konfrontieren sowie die Selbstexploration können genutzt werden.

Spieltherapie heute

Die Spieltherapie hat sich seit ihren Anfängen weiterentwickelt und integriert heute verschiedene therapeutische Ansätze und Techniken. Die heutige Spieltherapie ist methodisch vielfältig und interdisziplinär. Sie umfasst …

- psychodynamische Verfahren (klassisch und modern),
- verhaltenstherapeutisch fundierte Methoden,
- kindzentrierte / personenzentrierte Ansätze,
- systemische und integrative Modelle,
- traumaspezifische Spieltherapie (z. B. mit EMDR, TF-CBT, Stabilisierungstechniken).

Die moderne Spieltherapie richtet sich zunehmend nach den individuellen Bedürfnissen und Ressourcen des Kindes sowie den Anforderungen des jeweiligen Störungsbilds und familiären Kontexts. Dabei bleibt das kindliche Spiel das zentrale Medium der Kontaktaufnahme, Beziehungsgestaltung, Ausdrucksform und des therapeutischen Prozesses.

Verschiedene Formen spieltherapeutischen Arbeitens

Im Laufe der Zeit wurden verschiedene Formen spieltherapeutischen Arbeitens entwickelt, bei denen unterschiedliche Interventionen im Vordergrund stehen.

Während Erwachsene ihre Worte nutzen, um sich auszudrücken und über gemachte und möglicherweise belastende Erfahrungen zu sprechen, haben die meisten Kinder noch nicht das ausreichende Vokabular, um es den Erwachsenen gleichzutun. Stattdessen drücken sie sich durch ihr Spiel aus und symbolisieren dort aktuelle Themen und innere Konflikte.

Das Spiel in der analytischen Kindertherapie. Das Spiel kann in der analytischen Kindertherapie mit dem freien Assoziieren von Erwachsenen gleichgesetzt werden. Dabei setzten verschiedene wichtige Persönlichkeiten der analytischen Therapierichtung unterschiedliche Schwerpunkte.

- Melanie Klein (2011) war der Überzeugung, im Spiel werden Ängste und Abwehrmechanismen ausgedrückt. Sie setzte als Interventionen eine engmaschige Deutung des Spielgeschehens ein.
- Anna Freud (1927) deutete das Spiel als Übertragungsobjekt für die Wiederholung alter Beziehungen sowie als Möglichkeit, um neue Beziehungsmuster zu erleben.
- Donald W. Winnicott (2012) bezeichnete das Spiel als Handeln, um kontrollieren zu können, was außerhalb des eigenen Ichs ist. Laut ihm sei Spielen an sich schon Therapie. In der therapeutischen Situation wird dem Kind der Spielinhalt gespiegelt, sodass ein Kommunikationsprozess zwischen dem Spiel und dem beobachtenden Ich gestaltet wird. Auf diese Weise wird das Spiel des Kindes von Therapeut:innen beeinflusst.

Aktuelle Konzepte deuten das Spiel als Ausdruck unbewusster Fantasien und Gedanken, die verbalisiert werden sollen, damit das Kind Einsicht in sein eigenes inneres Erleben erhält und Selbstkontrolle aufbauen kann.

Die non-direktive Spieltherapie. In der non-direktiven Spieltherapie gibt das Kind das Geschehen im Spielzimmer sowie den Inhalt des Spiels maßgeblich vor. Spieltherapeut:innen fungieren in einer teilnehmenden und helfenden Rolle. Das Verbalisieren emotionaler Erlebnisinhalte, das Anbieten alternativer Perspektiven und Lösungsideen sowie das Zurverfügungstellen eines Hilfs-Ichs und von Helferfiguren stellen wichtige Interventionen dar.

Das therapeutische Sandspiel

- Das Weltspiel nach Margaret Lowenfeld (1991): In einem Sandkasten werden mit Figuren und Natur- sowie Alltagsmaterialien vom Kind Szenen aufgestellt.
- Dora Kalff (1996) entwickelte diese Idee weiter und kombinierte sie mit psychoanalytischen Ansätzen nach C. G. Jung. Sie setzte deutende und nachfragende Interventionen ein mit dem Ziel, unbewusste Erfahrungen und innere Konflikte aufzudecken und zu bearbeiten.

Die personenzentrierte Spieltherapie. Die personenzentrierte Spieltherapie wurde von Herbert Goetze (1981) entwickelt. Die Idee dabei ist, dass Therapeut:innen sich aktiver in das Spielgeschehen einbringen, nicht nur verbal begleiten, sondern als Spielfiguren interagieren und Interventionen ausspielen. Das non-direktive Begleiten des Spiels wird zudem ergänzt durch direktivere Interventionen, beispielsweise Konfrontationstechniken.

Verschiedene Formen spieltherapeutischen Arbeitens

Das Spiel in der Gestalttherapie mit Kindern. In der Gestalttherapie hat Violet Oaklander (1984) das Spiel mit anderen Elementen der kreativen Kindertherapie kombiniert. Es werden viele Materialien angeboten, die einen kreativen Ausdruck fördern, beispielsweise Ton, Holz, Möglichkeiten zum Malen. Eine Idee Oaklanders ist, dass die Kinder sich mit Spielfiguren identifizieren sollen, um dann über die eigenen Wahrnehmungen zu reflektieren.

Theraplay. Dieser Ansatz, entwickelt von Ann M. Jernberg (1987), bietet einen reizarmen Raum, sodass Spielmaterialien nur gezielt eingesetzt werden. In Erinnerung an die frühe Mutter-Kind-Beziehung bietet Jernberg viele körpernahe Spiele an, je nach Alter beispielsweise Fütterspiele, das Kind auf dem Schoß wiegen, Spielkämpfe, Massage, Vorlesen. Die Interventionen sind orientiert an mütterlichem Verhalten, welches nachholend durchgeführt werden soll.

Heilpädagogische Spieltherapie. In der Heilpädagogik wird auf Grundlage der personenzentrierten Spieltherapie gearbeitet. Voraussetzung zum Einsatz der Methode ist eine gründliche heilpädagogische Diagnostik. Methodisch kann vielfältig gearbeitet werden. Die Ziele beziehen sich auf allgemein heilpädagogische Zielsetzungen, wie die Ressourcenorientierung, Bewältigung von Entwicklungsaufgaben, Ermöglichen von Selbstwirksamkeitserfahrungen, Förderung der Teilhabefähigkeit, Kompetenzstärkung und Verhaltensmodifikation.

Spieltherapeutische Einheiten innerhalb der Verhaltenstherapie. Die Spieltherapie stellt eine kreative und besonders kindgerechte Methode innerhalb der Verhaltenstherapie dar. In der Kindertherapie bietet das Spiel ein unendliches Potenzial, Kinder zu stärken – in ihren Fähigkeiten, ihrem Selbstbewusstsein und Selbstwert, in ihren Ressourcen und in ihren Bewältigungsstrategien und Emotionsregulationsfähigkeiten.

Wichtig

Wichtig ist die Balance zwischen einem individuellen und intrinsisch motivierten Spiel des Kindes auf der einen Seite sowie einer lösungsorientierten therapeutischen Steuerung auf der anderen Seite.

- **Verhaltenstherapeutisch Erlerntes im Spiel einüben:** Kinder üben, oft aus eigenem Impuls heraus, erlernte Inhalte auf Spielebene. Dadurch wird das neue Wissen besser verankert und mit allen Sinnen sowie dazugehörigen Emotionen erlebt.
- **Verhaltenstherapeutische Techniken auf Spielebene einsetzen:** Zugleich können Techniken wie Expositionen oder Selbstinstruktionstraining auf Spielebene eingesetzt werden.

2 Was sind die Grundlagen und Grundhaltungen der Spieltherapie?

Dieses Kapitel skizziert die Grundlagen und Grundhaltungen der Spieltherapie. Dabei wird zunächst das kindliche Spiel aus entwicklungspsychologischer Sicht vorgestellt. Anschließend wird auf die personenzentrierte Gesprächstherapie nach Rogers eingegangen sowie auf die von Virginia Axline entwickelten Grundannahmen in der spieltherapeutischen Arbeit. Auch die Definition der Grundbedürfnisse nach Grawe spielt eine Rolle, da die Erfüllung der Grundbedürfnisse eine zentrale Rolle im spieltherapeutischen Setting spielt.

Für die therapeutische Arbeit ergibt sich ein doppelter Nutzen des Spiels: Einerseits dient es als Diagnoseinstrument zur Einschätzung des Entwicklungsstandes, der inneren Themen und Beziehungsmuster. Andererseits ist es ein Interventionsmedium, um Verhaltensveränderungen anzubahnen, Ressourcen zu aktivieren und neue Bewältigungskompetenzen spielerisch zu entwickeln.

Kinder erkunden spielerisch die Welt. Aus der Entwicklungspsychologie wissen wir, wie essenziell das kindliche Spiel für eine gesunde Entwicklung ist und wie viele bedeutende Funktionen es hat. In der sicheren Atmosphäre des Spiels verarbeiten Kinder Eindrücke aus ihrem Alltag, bearbeiten Konflikte und Gefühle oder entwickeln Fähigkeiten weiter. Das Spiel von Kindern ist eine Art Probehandeln. Die Erfahrungen, die das Kind im Spiel macht, sind in dem Moment des Spiels genauso intensiv, real und wertvoll wie die Erfahrungen, die es im Kindergarten, der Schule oder auf dem Spielplatz macht. Außerdem fällt es vielen – auch bereits älteren – Kindern deutlich leichter, Gefühle oder schwierige Themen zunächst im Spiel auszudrücken, als diese direkt auszusprechen. Ein weiterer wichtiger Aspekt ist der Spaß, den das gemeinsame Spiel oft mit sich bringt – wird in der Therapie regelmäßig gespielt, kommen die meisten Kinder gerne und können sich außerdem besser darauf einlassen, zwischen den Spielsequenzen über aktuelle Themen zu sprechen.

Das Spiel als Lernprozess. In der Lebensrealität des Kindes bietet das Spiel viele Möglichkeiten, sich mit Erfahrungen und inneren (Lern-)Prozessen auseinanderzusetzen. Im Spiel können Kinder …

- Verhalten erproben,
- sich mit der subjektiv erlebten Welt auseinandersetzen,
- Erfahrungen und damit verbundene Gefühle verarbeiten und in ihr Selbstbild integrieren.

Wichtig

Der große Vorteil von spieltherapeutischen Interventionen ist der Flow-Zustand, in den Kinder im Spiel geraten können. Dieser selbstvergessene und von den Kindern als angenehm empfundene Spielfluss hat nach Hüther (2012) eine hohe Bedeutung für Lernprozesse.

Verarbeitung von Erfahrungen. Das Spiel bietet eine natürliche Möglichkeit für Kinder, ihre gemachten Erfahrungen aus dem Alltag zu wiederholen und dadurch zu integrieren. Typische Spielhandlungen wären, das Verhalten der Bezugspersonen zu imitieren, z. B. Kochen oder Telefonieren spielen und dabei so klingen wie ein Elternteil.

Aktivierung von Spiegelneuronen. Über das geleitete Spiel können Spiegelneuronen gezielt aktiviert werden. Dies ist für den therapeutischen Prozess zu nutzen, da im Spiel gemachte Erfahrungen so besser abgespeichert werden.

Ziele einer spieltherapeutischen Behandlung

Wie in jeder Therapie sind auch die Behandlungsziele einer Spieltherapie höchst individuell und müssen gut auf die Kinder und deren aktuelle Lebenssituation sowie das dazugehörige Umfeld angepasst werden. Dennoch gibt es einige übergreifende Wirkfaktoren der Spieltherapie, die als allgemeine Ziele mitgedacht werden können:

- Erfüllung kindlicher Bedürfnisse
- Nutzen der Aktualisierungstendenz des Kindes
- Validierung der inneren Themen und Konflikte des Kindes
- Aktivierung von Ressourcen und Stärkung der Resilienz
- Weiterentwicklung der Persönlichkeit
- Verarbeitung gemachter Erfahrungen
- Verhaltensbezogene Veränderungsziele
- Thematisierung eines Konfliktes, für den die Worte fehlen
- Verhaltensänderung, Abbau dysfunktionalen Verhaltens, Abbau von Ängsten
- Integration unverarbeiteter Erfahrungen
- Stärkung des Selbstwertgefühls / Selbstbewusstseins
- Korrigierende Beziehungserfahrungen erleben
- Selbstinstruktionen einüben
- Emotionsregulationsstrategien erlernen
- Sozialkompetenzen aufbauen
- Auseinandersetzung mit inneren Anteilen
- Entwicklung von Gefühlen der Selbstwirksamkeit und Kontrollüberzeugungen
- Unterstützung bei Problembewältigung und bei der Bewältigung von anstehenden Entwicklungsaufgaben

Die positive Verstärkung während des Spiels trägt dazu bei, dass gelernte Verhaltensweisen so verinnerlicht werden, dass sie in anderen Kontexten angewandt werden können.

Bedeutung von Wiederholungen der Spielhandlungen. Wichtig für Spieltherapeut:innen zu wissen ist, dass Kinder ihr Thema teilweise sehr häufig wiederholen, bis es integriert werden kann. Dies kann zu Beginn irritierend wirken und den Prozess teilweise aus Erwachsenensicht etwas langweilig wirken lassen. Das Wiederholen der immer gleichen Inhalte in leicht abgewandelter Form spricht jedoch dafür, dass die Integration der Inhalte noch Zeit braucht.

Informations- und Arbeitsmaterial dieses Kapitels

INFO 3 Grundhaltungen in der Spieltherapie
Auf diesem Informationsblatt werden die Grundhaltungen vorgestellt. Dies beinhaltet beispielsweise den kindzentrierten Blick, die Achtung vor der Persönlichkeit des Kindes und die Validierung der Handlungen des Kindes.

INFO 4 Der personenzentrierte Ansatz
Dieses Arbeitsblatt stellt einen Exkurs zum Thema *Personenzentrierte Gesprächstherapie* nach Carl Rogers dar.

INFO 5 Das kindliche Spiel aus entwicklungspsychologischer Sicht
Auf diesem Informationsblatt werden die entwicklungspsychologischen Grundlagen beschrieben, die Therapeut:innen wissen sollten, wenn sie spieltherapeutisch arbeiten. Dies ist wichtig, um Spielverhalten richtig einzuordnen sowie den aktuellen Entwicklungsstand eines Kindes einzuschätzen und passende Interventionen anzubieten.

INFO 6 Phasen der Spielentwicklung
Dieses Informationsblatt bietet einen Überblick über die verschiedenen Phasen der Spielentwicklung. Dabei werden typische Spielhandlungen und ihre Bedeutung für die Spieltherapie beschrieben.

AB 1 Selbstreflexion: Eigene Erfahrungen mit Spielen
Dieses Arbeitsblatt lädt dazu ein, über eigene Spielinhalte aus der Kindheit nachzudenken. Es wird beispielsweise nach den Lieblingsregelspielen, Fantasiefreunden oder Gestalten, an die man sich noch erinnert, gefragt.

INFO 7 Passende Materialien für spieltherapeutische Einheiten
Auf diesem Informationsblatt werden passende Materialien aufgelistet, die den für die Spieltherapie nötigen symbolischen Ausdruck ermöglichen.

AB 2 Selbstreflexion: Spielen in der Therapie
Mithilfe dieses Arbeitsblatts können Spieltherapeut:innen reflektieren, wie es ihnen dabei geht, in der Spieltherapie verschiedene Rollen zu übernehmen sowie sich als Spielpartner:in zur Verfügung zu stellen.

INFO 8 Spieltherapie in verschiedenen Altersspannen und Entwicklungsstufen
Dieses Informationsblatt enthält wichtige, altersspezifische Themen von Kindern. Dies beinhaltet die Ich-Zentriertheit, die magische Phase sowie die unterschiedliche Vorstellung von Verlust und Tod in verschiedenen Altersstufen.

INFO 9 Entwicklungsaufgaben und ihre Bedeutung für die Spieltherapie
Für Spieltherapeut:innen ist es wichtig, einen Überblick über aktuelle Entwicklungsaufgaben ihrer Patient:innen zu haben, um Spielverhalten richtig einordnen und begleiten zu können. Dieses Informationsblatt bietet einen Überblick über die Entwicklungsaufgaben im Vor- und Grundschulalter nach Havighurst (1953) sowie die jeweilige Bedeutung für die Spieltherapie.

AB 3 Die verschiedenen Ebenen von Spielsituationen
Auf diesem Arbeitsblatt können Spielsituationen, das Agieren des Kindes sowie die Interventionen der Therapeut:innen reflektiert werden.

Grundhaltungen in der Spieltherapie

In der Spieltherapie ist es wichtig, bestimmte Grundhaltungen zu verinnerlichen, um den Kindern den sicheren Rahmen anzubieten, in dem sie sich trauen, sich mit all den Facetten ihrer Persönlichkeit zu zeigen.

Kindzentrierter Blick. In der Spieltherapie steht das Kind mit seinen Bedürfnissen, aktuellen Themen und Charaktereigenschaften im Mittelpunkt.

Verknüpfung der kognitiven und emotionalen Arbeit in der Verhaltenstherapie. In einem verhaltenstherapeutischen Setting kann es eine gute Idee sein, die spieltherapeutische Zeit auf einen Zeitraum von etwa 20 Minuten zu begrenzen. Oftmals ist es sinnvoll, zunächst auf kognitiver Ebene mit einem Kind zu arbeiten, beispielsweise eine psychoedukative Einheit zu machen, und daran anschließend die spieltherapeutische Zeit anzubieten. Hier ergibt sich dann in vielen Fällen die Möglichkeit, beide Elemente der Therapiestunde zu verknüpfen, vielleicht sogar besprochene Inhalte für das Kind erlebbar zu machen, sodass es diese auf einer weiteren Ebene verarbeiten kann.

Aufbau und Erhalt einer tragenden therapeutischen Beziehung. Wie in jedem therapeutischen Prozess kommt der Beziehung zwischen Kind und Spieltherapeut:in eine besondere Bedeutung zu. Wichtig ist, im Sinne einer komplementären Beziehungsgestaltung die aktuell im Vordergrund stehenden Bedürfnisse des Kindes gut zu erkennen und passend zu beantworten.

Achtung vor der Persönlichkeit des Kindes sowie der Aktualisierungstendenz. In der Spieltherapie gehen wir davon aus, dass Kinder ihre Persönlichkeit entwickeln wollen und dabei genau in die Spielinhalte einsteigen, die ihnen dabei helfen. Je mehr Kinder in ihrer Persönlichkeitsentwicklung von außen gehemmt oder behindert werden, beispielsweise da erwachsene Bezugspersonen die Kinder in bestimmte Richtungen lenken wollen oder für eigene Bedürfnisse einsetzen, desto mehr Anpassungsschwierigkeiten und innere Spannungszustände werden sie zeigen. Gerade daher ist es so wichtig, im therapeutischen Setting eine zutrauende Haltung zu zeigen, die das Kind dazu ermutigt, seine eigene Gefühlswelt sowie Persönlichkeitsanteile zu erforschen.

Nicht-Bewertung. Das Spielzimmer soll ein sicherer Raum sein, in dem das Kind sein darf, wie es ist. Das bedeutet konkret, dass zunächst alle Bewertung (Lob ebenso wie Kritik) wegfällt. Dies kann für Kinder eine neue Erfahrung sein. Viele Kinder reagieren erst verunsichert auf die Situation. Sie beobachten den / die Spieltherapeut:en genau, um zu sehen, ob sie bewertet werden oder gar Ärger bekommen. Je öfter sie jedoch die Erfahrung machen, dass neutral auf die Handlungen reagiert wird, desto mehr trauen sie sich, ihre intuitiven Spielimpulse auszuleben, und bringen dadurch unbewusste Gefühle und Themen, die verarbeitet werden wollen, an die Oberfläche. Ihr Sicherheitsgefühl wächst. Je nachdem, wie mit den unbewussten Inhalten umgegangen wird, können sie dann in das Bewusstsein des Kindes treten und aus einer neuen Perspektive betrachtet werden. So startet ein erster Verarbeitungsprozess.

Dem Kind Verantwortung übertragen. Während in der echten Welt viele Kinder die Erfahrung machen, ständig in einer Abhängigkeit von Erwachsenen zu sein sowie deren Anweisungen folgen zu müssen, wird in der Spieltherapie zunächst keine Richtung vorgegeben, keine Anforderung gestellt. Das Kind erhält den Raum, frei zu explorieren und seinen inneren Impulsen zu folgen. Die angebotene Begleitung kann es annehmen, wenn es so weit ist. Es ist jedoch eher ein Angebot an das Kind als eine konkret formulierte Aufgabenstellung.

Grundhaltungen in der Spieltherapie

Validierung der Handlungen und Entscheidungen des Kindes. In der Spieltherapie werden (Spiel-)Handlungen des Kindes als aktuell wichtig und richtig anerkannt. Die These lautet, dass das Kind genau das spielt, was es gerade braucht. Sei es, um innere Spannung abzubauen, eine Erfahrung zu verarbeiten oder Gefühlszustände auszudrücken. Entsprechend einladend und wertschätzend sollten Therapeut:innen auf die vom Kind angebotenen Spielinhalte eingehen.

Nicht-Beschleunigen. Einen therapeutischen Prozess beschleunigen zu wollen, baut Druck auf und dient vordergründig dem Bedürfnis der Therapeut:innen, Fortschritte zu erreichen. Die Grundannahme lautet hier jedoch, dass ausschließlich die intrinsische Bearbeitung des Themas eine (Verhaltens-)Änderung erzielen kann. Das bedeutet, das Kind entscheidet, ob und inwiefern es bereit ist, sich bestimmten Themen zuzuwenden und diese auf Spielebene und im Austausch mit dem Therapeuten oder der Therapeutin zu bearbeiten. Zugleich wird das Streben des Kindes nach Selbstverwirklichung herausgefordert.

Angebote der Orientierung und Aufzeigen von Alternativverhalten. Den Kindern wird durch die spieltherapeutischen Interventionen eine Orientierung in ihrer Erlebenswelt angeboten, beispielsweise indem Gefühle verbalisiert und dadurch sortierter wahrgenommen werden. Zudem können innere Wachstumsprozesse der Kinder so begleitet werden, dass sie in konstruktiver und hilfreicher Weise geschehen. Immer wieder kann Alternativverhalten aufgezeigt werden, beispielsweise bei der Suche nach Lösungsmöglichkeiten. Die Kinder entscheiden dann selbst, was sie ausprobieren und übernehmen möchten.

Grenzen der Spieltherapie. Gerade wenn Kinder weiterhin in den gleichen Verhältnissen leben, sich an ihren realen Umweltbedingungen folglich nichts ändert, kann dies ein Fortschreiten des therapeutischen Prozesses hemmen oder gar verhindern. Grenzen können beispielsweise sein:

- reale Gefahrensituationen, die für Therapeut:innen verborgen bleiben: emotionaler, körperlicher und / oder sexueller Missbrauch
- Aufrechterhaltung der Thematik durch Verhalten von Bezugspersonen: Fokussierung auf Probleme, negative Zuschreibungen etc.
- überwiegend negative Erfahrungen in der Erlebniswelt des Kindes: Mobbing, emotionale Vernachlässigung durch Bezugspersonen etc.
- Abspaltung traumatischer Erfahrungen als Selbstschutz beim Kind

Einbezug der Bezugspersonen als wichtige Intervention. In der Spieltherapie spielt der Einbezug wichtiger Bezugspersonen eine wichtige Rolle. Ziele können hier sein:

- Sensibilisierung von Bezugspersonen für aktuelle Bedürfnisse, Entwicklungsschritte oder Verarbeitungsprozesse von Kindern
- Anleiten der Bezugspersonen, um die aktuellen Bedürfnisse des Kindes adäquater zu beantworten, beispielsweise indem Situationen konkret durchgesprochen und vorbereitet werden
- den Bezug zwischen den Spielinhalten sowie der Lebensrealität des Kindes für die Bezugspersonen »übersetzen«, mögliche Hypothesen dazu zusammen diskutieren, Veränderungsprozesse anstoßen

Der personenzentrierte Ansatz

Die non-direktive Spieltherapie entwickelte sich aus dem personenzentrierten Ansatz nach Carl Rogers (1977) geht davon aus, dass Kinder eine angebotene *Aktualisierungstendenz* haben: das Bedürfnis, sich weiterzuentwickeln und die Persönlichkeit zu entfalten. Rogers definiert drei Grundhaltungen, die eine gute Beziehung fördern und bei den Kindern einen inneren Wachstumsprozess anstoßen können:

(1) Echtheit: Der / Die Therapeut:in begegnet dem Kind authentisch und verstellt sich nicht. Je eher er / sie dies schafft, desto wahrscheinlicher ist es, dass das Kind sich konstruktiv verändern kann und innerlich wächst.

(2) Unbedingte Wertschätzung: Die Beziehung zwischen Kind und Therapeut:in ist an keine Bedingungen gebunden. Das Verhalten des Kindes wird nicht bewertet. Alle Äußerungen werden akzeptiert.

(3) Empathisches Verstehen: Das passende Einfühlen in die Erlebenswelt des Kindes.

Es gilt in der personenzentrierten Therapie außerdem das *Prinzip der komplementären Beziehungsgestaltung* (nach Grawe, 1992; Caspar, 1984): Aktive Bedürfnisse, die das Kind in die Therapie mitbringt, sollen aktiv beantwortet werden. Das gilt für physische Bedürfnisse (etwas trinken lassen, fragen, ob das Kind auf Toilette muss) wie für emotionale Bedürfnisse.

Das Maß an Übereinstimmung zwischen den eigenen Bedürfnissen und Gefühlen sowie dem – aus den gemachten Erfahrungen entstandenen – Selbstbild nennt Rogers *Kongruenz*. Nach dieser Idee äußert sich Inkongruenz in innerer Anspannung oder in Verhaltensauffälligkeiten. In der Spieltherapie drückt das Kind – entsprechend seinem kognitiven Entwicklungsstand – aktuell erlebte Inkongruenz symbolisch auf Spielebene aus.

In der non-direktiven Spieltherapie wird dem Kind die Freiheit gelassen, sein Thema sowie das Spielmaterial frei zu wählen. Das Kind wagt sich vor und beschäftigt sich auf symbolischer Ebene mit seinen inneren Themen. Die Therapeutin nimmt die Rolle einer unterstützenden Begleiterin an. Dabei ist es wichtig, präsent und aufmerksam zu sein.

8 Grundprinzipien der non-direktiven Spieltherapie

Eine Schülerin Rogers, Virginia Axline (2016), formulierte folgende Grundprinzipien, an denen wir uns orientieren können:

- Prinzip der vollständigen Annahme: Therapeut:in nimmt Kind an, wie es ist
- Herstellung eines Klimas des Gewährenlassens: Kind fühlt sich frei, all seine Gefühle uneingeschränkt auszudrücken
- Prinzip der Achtung vor dem Kind: Therapeut:in achtet die Fähigkeit des Kindes, mit seinen Schwierigkeiten fertigzuwerden, wenn man ihm die Gelegenheit dazu gibt
- Prinzip der Wegweisung durch das Kind: Therapeut:in versucht nicht, Handlungen oder Gespräche des Kindes zu beeinflussen
- Prinzip der Nicht-Beschleunigung: Therapeut:in versucht nicht, den Gang der Therapie zu beschleunigen
- Prinzip der Gestaltung der Beziehung: eine warme, freundliche Beziehung zum Kind aufnehmen
- Prinzip des Erkennens und Reflektierens von Gefühlen
- Prinzip des Begrenzens: Therapeut:in setzt nur Grenzen, wo diese notwendig sind, um die Therapie in der Welt der Wirklichkeit zu verankern

Das kindliche Spiel aus entwicklungspsychologischer Sicht

Spiel ist nicht nur Ausdruck kindlicher Lebensfreude, sondern ein grundlegender Entwicklungsraum, in dem Kinder emotionale, kognitive, soziale und motorische Fähigkeiten aufbauen und erproben. Insbesondere in der Spieltherapie dient das Spiel als primäres Kommunikationsmittel – es eröffnet Kindern die Möglichkeit, innere Konflikte, Beziehungserfahrungen und Entwicklungsthemen symbolisch darzustellen sowie zu verarbeiten.

Wichtig

Spieltherapeut:innen brauchen ein gutes entwicklungspsychologisches Grundwissen, um Spielhandlungen von Kindern gemäß ihrem Alter gut einschätzen und richtig einordnen zu können.

Ein entwicklungspsychologisch fundierter Blick auf das kindliche Spiel ermöglicht es Spieltherapeut:innen, wichtige Informationen für den therapeutischen Prozess zu sammeln und zu verstehen, auf welchem emotionalen Stand sich das Kind befindet, auch bezüglich aktuell anstehender Entwicklungsaufgaben. Dabei stellt sich u. a. die Frage, wie sich Spielverhalten in den verschiedenen Entwicklungsphasen verändert, welche Spielformen in welchem Alter typisch sind und welche Rückschlüsse sich aus dem Spielverhalten auf den emotionalen und kognitiven Entwicklungsstand eines Kindes ziehen lassen.

Warum spielen Kinder?

Die Merkmale des kindlichen Spiels sind:
- intrinsische Motivation
- Selbstzweck des Spiels
- lustvolle Spannung
- Erleben von Gemeinsamkeit
- Aktivitätsregulation

Spielen zu können gilt als wichtiger Schutzfaktor in der Entwicklung von Kindern. Das Spiel dient als Explorationsverhalten und Form des kindlichen Lernens:
- Innere Konflikte und emotionale Prozesse werden auf Spielebene inszeniert und ausgedrückt.
- Selbstheilungskräfte und Ressourcen können aktiviert werden.
- Lösungen können entwickelt und auf Spielebene ausprobiert werden.
- Kognitive Fähigkeiten werden geübt und weiterentwickelt.
- Fantasie und Kreativität können entwickelt und ausgelebt werden.

Spiel als Mittel der Selbstorganisation und inneren Regulation. Kinder nutzen das Spiel, um sich selbst und ihre Umwelt zu strukturieren. Im freien Spiel wiederholen und variieren sie Erlebnisse, stellen Zusammenhänge her und integrieren neue Erfahrungen in ihre bestehende innere Welt. Dies dient der kognitiven Verarbeitung, aber auch der emotionalen Regulation. In spielerischer Form können bedrohliche Inhalte entschärft, kontrollierbar gemacht oder symbolisch bewältigt werden – ein Mechanismus, der in der Spieltherapie gezielt genutzt wird.

Das kindliche Spiel aus entwicklungspsychologischer Sicht

Spiel als Entwicklungsraum. Das Spiel ist zentral für die Förderung verschiedener Entwicklungsdimensionen. Im Folgenden werden die Bedeutungen für die verschiedenen Entwicklungsbereiche aufgezeigt: Kinder trainieren im Spiel viele Fähigkeiten, die sie in der realen Welt brauchen. Dazu gehören:

- Förderung von Problemlösefähigkeiten
- Planungsverhalten
- Konzentration
- Perspektivübernahme

Bedeutung des Spiels für die sozial-emotionale Entwicklung:

- Erlernen von Rollenverhalten
- Umgang mit und Erlernen von Regeln
- Kooperation
- Empathie
- Ausdruck von Bedürfnissen, Ängsten, Konflikten und Wünschen
- Entwicklung von Selbstwirksamkeit

Bedeutung des Spiels für die motorische Entwicklung:

- Körperliche Koordination
- Grob- und Feinmotorik
- Exploration des eigenen Körpers.

Diese Dimensionen sind besonders relevant für verhaltenstherapeutische Interventionen, da sie häufig an Defiziten oder Verzerrungen in genau diesen Bereichen ansetzen.

Spiel als symbolische Kommunikation. Im symbolischen Spiel verarbeiten Kinder Erlebtes, Ängste und Wünsche in metaphorischer Form. Dieses sogenannte Als-ob-Spiel ermöglicht es, reale Situationen in einem sicheren Rahmen zu wiederholen, umzudeuten oder zu kontrollieren. Für Verhaltenstherapeut:innen und Spieltherapeut:innen ist dies eine zentrale Beobachtungsquelle, um kognitive Schemata, innere Konflikte oder verinnerlichte Beziehungsmuster zu erkennen.

Spiel als Ort für Beziehungsgestaltung. Das Spiel bietet Kindern eine Möglichkeit, in Kontakt mit sich selbst und anderen zu treten. Die therapeutische Beziehung wird im Spiel erlebbar – mit all ihren Übertragungen, Gegenübertragungen und Beziehungsdynamiken. Im verhaltenstherapeutischen Setting kann über das Spiel z. B. der Umgang mit Frustration, Impulsregulation oder sozialer Kompetenz aufgebaut und gezielt trainiert werden, ohne dass Kinder sich überfordert oder belehrt fühlen.

Spiel und Lerntheorie. Auch aus lerntheoretischer Sicht erfüllt Spiel eine wichtige Funktion: Es erlaubt sicheres Probehandeln unter Ausschluss realer Konsequenzen. Das bedeutet, dass neue Verhaltensweisen, Denkstrategien und emotionale Reaktionen im Spiel ausprobiert, verstärkt oder auch korrigiert werden können. Diese Funktion ist für verhaltenstherapeutische Verfahren hochrelevant, da sie den Übergang vom Spielverhalten zum realen Verhalten unterstützt (Generalisierungseffekt).

Das kindliche Spiel aus entwicklungspsychologischer Sicht

Neurobiologische Erkenntnisse über das Spiel und spieltherapeutische Interventionen. Im therapeutischen Spiel ist es wichtig, möglichst viele verschiedene Wahrnehmungskanäle zu nutzen. Je stärker die in einer Spielsituation aufkommenden Gefühle erlebt werden und je mehr Raum sie bekommen, desto mehr verankern sich diese Gefühle im realen Leben des Kindes. Daher ist es so wichtig, oft positive Emotionen gemeinsam zu erleben oder Gefühle von Zuversicht und Sicherheit in das Spielerleben miteinzubauen. Auf neurobiologischer Ebene bedeutet dies, gezielt bestimmte Erregungsmuster zu aktivieren.

Wichtig

Durch eine therapeutisch gesteuerte Erarbeitung alternativer Lösungsstrategien oder Verhaltensweisen können neue innere Bilder entstehen, welche dann in den Realsituationen von den Kindern abgerufen werden können.

Die im Spielprozess entstandenen neuen Nervenbahnen werden besser stabilisiert, je häufiger die Aktivierung stattfindet. Daher ist es für viele Kinder wichtig, bestimmte innere Bilder immer wieder zu erzeugen.

Beispiel

Ein Ziel in der Spieltherapie mit einem 4-jährigen Pflegekind war der Aufbau und die Festigung eines Sicherheitsgefühls. Über mehrere Stunden hinweg wurde eine kuschelige Höhle gebaut, die das Kind selbst mitgestalten und einrichten konnte. Oft legte es sich dann im Spiel schlafen und die Spieltherapeutin hielt vor der Tür Wache. Dabei ließ das Kind immer wieder Gefahren von außen kommen, es sagte beispielsweise: »Oh oh, da kommen die Monster. Die wollen hier in die Höhle rein und mich klauen.« Die Spieltherapeutin wurde mit einer Ritterrüstung ausgestattet und musste gegen die Monster kämpfen und gewinnen. Danach sagte die Therapeutin immer wieder: »Jetzt ist es sicher. Schau mal, du kannst dich hier entspannen, ich passe auf. Du kannst dich auf mich verlassen.« Das Kind wirkte mit der Zeit immer entspannter, bis es schließlich in einer der Stunden einschlief.

Spannungsregulierende Eigenschaften des Spiels. Im Spiel können Kinder (An-)Spannungen auf körperlicher und emotionaler Ebene abbauen.

Phasen der Spielentwicklung

Wichtig

Die Spielentwicklung beschreibt einen kontinuierlichen Lernprozess, den Kinder durchlaufen, während sie verschiedene Formen des Spielens erlernen. Sie verläuft in mehreren, teils überlappenden Phasen, die eng mit der allgemeinen kognitiven, emotionalen und sozialen Reifung des Kindes verknüpft sind. Jede Phase bringt charakteristische Spielformen hervor, die unterschiedliche Funktionen erfüllen und wichtige Hinweise für die spieltherapeutische Diagnostik und Intervention liefern.

Sensomotorisches Spiel / Explorations- und Funktionsspiel (0–3 Jahre)
Kinder beginnen durch die sensomotorische Exploration und das Spiel mit verschiedenen Materialien, die Funktion und Eigenschaften der Materialien zu erfassen.

Typische Spielhandlungen und Entwicklungsfunktionen:
- Dinge schütteln, in den Mund nehmen, drehen, werfen
- Wiederholung einfacher Bewegungsmuster (Klatschen, Greifen): Erfahrung von Selbstwirksamkeit
- Aufbau erster Objektkonstanz und physikalischer Kausalität
- Entwicklung von Körperbewusstsein und motorischer Koordination
- Erste Trennung von Selbst und Umwelt

Spieltherapeutische Relevanz:
- In der Spieltherapie kann diese Form des Spiels bei entwicklungsverzögerten oder traumatisierten Kindern erneut auftreten.
- Diese Spielphase dient im spieltherapeutischen Setting oft der Regression und Neuorganisation frühkindlicher Erfahrungen und sollte bei Impulsen des Kindes zugelassen und gefördert werden.

Konstruierendes Spiel (Vorschulalter)
Kinder bauen, malen, formen und gestalten aktiv mit Materialien (z. B. Bausteine, Klemmbausteine, Knete). Das zielgerichtete Planen und Umsetzen nehmen zu und das Anstreben von Erfolgserlebnissen stehen im Vordergrund.

Typische Spielhandlungen und Entwicklungsfunktionen:
- einen Turm bauen, eine Murmelbahn aufbauen, eine Höhle aus Stühlen und Decken bauen usw.
- Förderung von Feinmotorik, Planungskompetenz, Konzentration und Frustrationstoleranz

Spieltherapeutische Relevanz:
- Es gibt Kinder, die zu einem kreativen Umgang mit Materialien angeleitet werden müssen, da sie hier noch zu wenig Erfahrungen sammeln konnten, beispielsweise aufgrund von Vernachlässigung oder Überbehütung.
- Bei einem gemeinsamen Konstruktionsspiel können Kinder darin unterstützt werden, andere Lösungsstrategien auszuprobieren und das Innere Sprechen (Selbstinstruktion in Gedanken, die der Handlungsplanung dient) anzuwenden, beispielsweise um Anstrengungsbereitschaft und Durchhaltevermögen im Umgang mit Anforderungen aufzubauen.

Phasen der Spielentwicklung

Therapeut:innen können begleiten, indem sie beispielsweise sagen:

- Ach schade, so hat es nicht geklappt. Aber vielleicht könnten wir mal probieren …
- Ja, das muss man manchmal erst eine Weile üben, bis es klappt.
- Jetzt habe ich gedacht, dieses Mal funktioniert es, aber wir brauchen doch noch andere Ideen, wie wir es probieren könnten …

Symbolisches Spiel / Als-ob-Spiel (Vorschul- und Grundschulalter)
Kinder beginnen, reale Gegenstände symbolisch umzudeuten. Handlungen werden in Rollenspiele eingebettet, zunächst noch stark ich-zentriert, später mit Einbindung anderer (Puppen, Erwachsene, andere Kinder). Erste Geschichten und Fantasiewelten entstehen.

Typische Spielhandlungen und Entwicklungsfunktionen:

- Der Besen wird als Pferd benutzt, der Baustein wird zum Auto.
- Förderung der Vorstellungskraft und kognitiven Flexibilität
- Verarbeitung von Alltagsereignissen, Konflikten und Emotionen
- Entwicklung von Empathie und Perspektivübernahme

Spieltherapeutische Relevanz:

- Diese Phase ist vorausgesetzt, damit eine Spieltherapie wirksam sein kann. Die Kinder drücken nun inneres Erleben in symbolischer Form aus.
- Therapeut:innen können Themen wie Angst, Kontrolle, Aggression oder Bindung durch symbolisches Spiel erfassen und mit dem Kind bearbeiten.

Oft kombinieren die Kinder das konstruierende Spiel mit einem symbolischen Spiel, beispielsweise wird eine Höhle gebaut und diese dann für ein Rollenspiel verwendet.

Rollenspiele (ca. 4–10 Jahre)
Kinder entwickeln komplexe Rollenspiele mit mehreren Beteiligten, Regeln und Handlungslinien. Rollenverteilung, Aushandlung, Konfliktlösung und Regelakzeptanz gewinnen an Bedeutung. Themen drehen sich zunehmend um soziale Macht, Zugehörigkeit, Geschlechterrollen, Familie, Schule etc. Die Kinder beginnen, sich zu vergleichen, eine Identität und ein Wertesystem zu entwickeln.

Typische Spielhandlungen und Entwicklungsfunktionen:

- Vater-Mutter-Kind-Spiele
- Spiele, in denen die Bösen gegen die Guten kämpfen
- Ausbau sozialer Kompetenzen, Rollenverständnis und moralischer Urteilsfähigkeit
- Regulation von Impulsen und Emotionen in sozialen Kontexten
- Aufbau stabiler innerer Repräsentanzen von Beziehungen

Spieltherapeutische Relevanz:

- Rollenspiele zeigen deutlich die inneren Beziehungsmuster eines Kindes.
- Therapeut:innen können gezielt Rollen einnehmen, um Beziehungserfahrungen zu spiegeln, zu korrigieren oder zu stabilisieren.
- Innere Konflikte und aktuelle Themen des Kindes können auf Spielebene bearbeitet werden.

Phasen der Spielentwicklung

Regelspiel / Gesellschaftsspiele (ab ca. 4–12 Jahre)
Kinder interessieren sich zunehmend für Spiele mit festen Regeln (z. B. Brettspiele, Kartenspiele, Sportspiele). Fairness, Strategie und Leistungsaspekte gewinnen an Bedeutung. Die Kinder entwickeln ein Wertesystem und einen Gerechtigkeitssinn. Frustrationstoleranz und Regelakzeptanz werden auf die Probe gestellt.

Typische Spielhandlungen und Entwicklungsfunktionen:
- ▶ Auswahl bekannter Regelspiele
- ▶ Entwicklung von Geduld, Regelbewusstsein, strategischem Denken
- ▶ Umgang mit Sieg, Niederlage, Frustration und Konkurrenz
- ▶ Soziale Integration durch gemeinsame Spielregeln

Spieltherapeutische Relevanz:
- ▶ Regelspiele können gezielt zur Förderung von Impulskontrolle, Frustrationstoleranz und sozialem Verhalten eingesetzt werden.
- ▶ Verhaltenstherapeutische Interventionen lassen sich gut in Regelspiele integrieren (z. B. Token-Systeme, Verstärkerpläne).

Fazit

Die Phasen der Spielentwicklung bieten nicht nur Einblick in die natürliche Entwicklung kindlicher Kompetenzen, sondern sind auch eine wertvolle Grundlage für die spieltherapeutische Arbeit. Therapeut:innen können anhand des Spielverhaltens einschätzen, in welcher Phase ein Kind sich aktuell bewegt – unabhängig vom biologischen Alter – und so passende Interventionen auswählen. Besonders bei Kindern mit Entwicklungsverzögerungen, Traumatisierungen oder emotionalen Belastungen können frühere Spielformen erneut auftauchen, was im therapeutischen Kontext als regressives, aber sinnvolles Verhalten verstanden werden kann.

Selbstreflexion: Eigene Erfahrungen mit Spielen

Um in der Spieltherapie authentisch zu sein, sich bei den Rollenspielen wohlzufühlen und Spaß zu haben, brauchen wir einen guten Zugang zu unserem eigenen Spieltrieb und der Lust daran, in andere Rollen zu schlüpfen. Es gibt Therapeut:innen, denen dies zunächst schwerfällt, weil sie sich komisch vorkommen oder schämen, wenn sie in einer therapeutischen Situation mit einem Kind die Stimme verstellen oder wie ein Frosch durch das Zimmer hüpfen sollen. Anderen wiederum gelingt es schneller oder sie haben Vorerfahrungen (beispielsweise Impro-Theater), die das Einfinden in Rollenspiele erleichtern. Um einen Zugang zur eigenen Spielfreude zu schaffen und ein eventuelles anfängliches Schamgefühl abzubauen, kann es hilfreich sein, sich mit der eigenen Kindheit, den Rollenspielen von damals und den damit verbundenen Gefühlen zu beschäftigen.

Meine Lieblingsspiele in der Kindheit waren:

....

....

Diese Regelspiele habe ich geliebt:

....

....

Diese Regelspiele mochte ich gar nicht:

....

....

Wie war es für mich als Kind, bei einem Spiel zu gewinnen oder zu verlieren?

....

....

An welche Rollenspiele erinnere ich mich?

....

....

Selbstreflexion: Eigene Erfahrungen mit Spielen

Was war mein Lieblingsspielzeug?

....

Wer waren meine liebsten Spielpartner? Was mochte ich an ihnen?

....

....

Gab es Momente beim Spielen, in denen ich ganz in meine Fantasie abgetaucht bin? Was für Momente waren das? Wie hat sich das angefühlt?

....

....

....

Hatte ich mal einen Fantasiefreund oder habe mir Dinge vorgestellt und diese vor meinem inneren Auge gesehen? Wie war das?

....

....

....

Tipp

Falls es Videos oder Fotos aus der Kindheit gibt, die Sie beim Spielen zeigen, kann es sich lohnen, diese nochmals anzuschauen und zu überlegen,

- wie es Ihnen in dieser Situation als Kind wohl ging,
- welchen Zweck Ihr Spiel hatte und
- wie Sie sich dabei gefühlt haben könnten.

Spannend kann außerdem sein, die Eltern oder andere Bezugspersonen zu fragen, ob diese sich an Ihre Spielinhalte oder an gemeinsame Spielsituationen erinnern.

INFO 7 • E

Passende Materialien für spieltherapeutische Einheiten

Die Auswahl passender Materialien ist eine wichtige Voraussetzung für einen therapeutisch relevanten Verlauf einer spieltherapeutischen Einheit. Die Materialien sollen es dem Kind ermöglichen, inneres Erleben auf einer Spielebene auszudrücken sowie neue Handlungsmöglichkeiten zu erproben.

Sinnvoll ist es, Spielmaterialien mit Aufforderungscharakter anzubieten, die zusätzlich zum Symbolisieren einladen. Ein typisches Spielzimmer könnte folgende (Spiel-)Materialien enthalten:

- Spielfiguren: Menschen und Tiere
- Puppenhaus mit entsprechender Ausstattung und passenden Spielfiguren
- Arztkoffer und entsprechende Materialien, um (imaginäre) Wunden zu versorgen
- Kinderbücher, Regelspiele und andere Materialien zu den Themen Gefühle, Grenzen, Körperbilder, Familie, Kindergarten, Schule
- Puppen und eine Ausstattung, um diese zu versorgen (Kleidung, Fläschchen, Töpfchen, Windeln, Puppenwagen, Puppenbett)
- Kuscheltiere und Handpuppen
- Decken und Tücher zum Bauen, Verstecken
- Verkleidungskiste
- Zelt oder Häuschen, in das man hineinklettern kann, oder die Möglichkeit, eine Höhle zu bauen
- Material zum Basteln, Malen und Gestalten

Idealerweise wirkt die Atmosphäre in einem Spieltherapiezimmer warm, einladend und sicher.

AB 2 • R

Selbstreflexion: Spielen in der Therapie

In einer Spieltherapiestunde mit einem Kind zu spielen, unterscheidet sich deutlich von einer Spielsituation in einem anderen Setting. Um sich darauf einzulassen, braucht es Übung. Gerade das Mitdenken der Themen des Kindes sowie das gezielte Einsetzen der Interventionen geschieht mit der Zeit immer selbstverständlicher, kann aber viel Konzentration abverlangen. Die Kunst dabei ist, ganz mit dem Kind in ein Hier und Jetzt einzutauchen, während man zugleich, wie aus einer Vogelperspektive, auf die Situation schaut, um passende Interventionen anzubieten.

Beantworten Sie die folgenden Fragen möglichst schnell und ohne lange darüber nachzudenken:

Auf einer Skala von 1–10: Wie leicht fällt es mir, mich auf ein Rollenspiel mit einem Kind einzulassen?

1 — 2 — 3 — 4 — 5 — 6 — 7 — 8 — 9 — 10

Wie fühle ich mich, wenn ich in eine Rolle schlüpfe, die mir von einem Kind vorgegeben wurde, und mich bemühe, mich entsprechend der Anweisungen des Kindes zu verhalten?

....

Was denke ich und wie reagiere ich intuitiv, wenn ein Kind mir körperlich näher kommt, als ich es erwarten würde?

....

Wie geht es mir damit, wenn ein Kind auf der Spielebene aggressive Impulse zeigt oder auslebt?

....

Wie muss ein Rollenspiel sein, damit ich gerne mitspiele?

....

Wie gelingt es mir bisher, zwischen Spiel- und Realebene zu wechseln? Bin ich sehr klar oder verschwimmt es manchmal?

....

Spieltherapie in verschiedenen Altersspannen und Entwicklungsstufen

In verschiedenen Altersstufen und Entwicklungsphasen zeigen Kinder unterschiedliches Spielverhalten, um ihre aktuellen Entwicklungsaufgaben zu lösen und sich die Welt anzueignen. Dabei gibt es in bestimmten Altersspannen einige Besonderheiten, die wichtig sind.

Ich-Zentriertheit. Kinder im Kindergarten- und Grundschulalter beziehen viel auf sich. Das bedeutet, dass sie in den meisten Situationen den Eindruck haben, sie selbst hätten Einfluss auf die Situation oder die Handlungen von anderen Personen verursacht. Dies kann oftmals zu Belastungserleben führen, wenn in der Familie etwas geschieht oder die Eltern beispielsweise eine psychische Erkrankung entwickeln. Hier ist es wichtig, bei den Kindern mögliche Schuldgefühle mitzudenken und bei Bedarf zu bearbeiten.

Magische Phase. Die magische Phase ist ein entwicklungspsychologisches Phänomen, das typischerweise im frühen Kindesalter, etwa zwischen dem dritten und dem sechsten Lebensjahr, auftritt. Sie ist ein normaler Teil der kindlichen kognitiven Entwicklung und beschreibt eine Zeit, in der Kinder Fantasiegestalten wie reale Gestalten erleben können oder glauben, dass sie magische Kräfte haben, sich beispielsweise etwas wünschen können, was dann eintritt. Manche Kinder haben imaginäre Freunde, die ihnen sehr wichtig sein können und die in spieltherapeutische Prozesse einbezogen werden können.

Vorstellungen von Trennung und Tod. Je nach Alter haben Kinder zudem unterschiedliche Vorstellungen von Trennungen sowie dem Tod. Dies ist wichtig zu wissen, um den Umgang des Kindes mit dem Thema Tod zu verstehen: sowohl auf Spielebene als auch auf Realebene, sollte Trauer ein aktuell relevantes Thema sein.

Alter	Vorstellung von Trennung	Vorstellung vom Tod
1–3 Jahre	starke Trennungsangst, Objektpermanenz entsteht (das Kind weiß: Mama ist weg, aber noch da)	Tod wird als vorübergehend erlebt (»kommt wieder«) und das Kind hat noch kein Verständnis von Endgültigkeit
3–5 Jahre	Trennung kann als Strafe verstanden werden, das magische Denken ist in diesem Alter oft stark: »Ich bin schuld, dass Mama weg ist«	Tod wird noch nicht als endgültig begriffen, Kinder beschreiben den Tod in diesem Alter oft als Reise, Schlaf und umkehrbar
5–7 Jahre	Kinder verstehen allmählich, dass Trennungen nicht immer selbstverschuldet sind	beginnendes Verständnis, dass der Tod unwiderruflich ist, das Kind glaubt oft noch, nur alte oder kranke Menschen sterben
7–9 Jahre	Kinder erkennen, dass Trennungen und der Tod Teil des Lebens sein können, die kognitive Verarbeitung nimmt zu	Kinder erkennen, dass alle Menschen sterben können, die Angst vor dem Tod kann zunehmen
9–12 Jahre	Trennungen werden rational verstanden und die Kinder können ihre Gefühle reflektieren und benennen	Tod wird als biologisch, universell und endgültig verstanden, das Interesse an spirituellen oder ethischen Fragen kann wachsen

Individuelle Unterschiede sind normal. Erfahrungen, kultureller Hintergrund, emotionale Reife und familiäre Kommunikation beeinflussen stark, wie Kinder mit Trennung und Tod umgehen und diese verarbeiten.

Entwicklungsaufgaben und ihre Bedeutung für die Spieltherapie

In der Spieltherapie ist das Verständnis der Entwicklungsaufgaben von zentraler Bedeutung: Therapeut:innen sollten wissen, wo ein Kind in seiner Entwicklung steht und welche Aufgaben es gerade zu bewältigen versucht, um seine Spielthemen, inneren Konflikte und Bedürfnisse richtig verstehen und angemessen begleiten zu können. Zudem kann das Wissen über Entwicklungsaufgaben dabei helfen, Verhalten des Kindes für Eltern und Bezugspersonen zu übersetzen. Oftmals ergeben sich aus dieser Perspektive neue Ideen für einen hilfreichen Umgang mit dem Kind. Bezugspersonen können gezielter darauf achten, wie sie das Kind in der Bewältigung der Entwicklungsaufgabe unterstützen können. Möglicherweise nehmen sie Verhalten beispielsweise weniger persönlich, wenn es als sinnvoller Versuch, eine Entwicklungsaufgabe zu lösen, eingeordnet wird.

Was sind Entwicklungsaufgaben?

Der Begriff »Entwicklungsaufgaben« beschreibt typische Anforderungen an Kinder, die in bestimmten Lebensphasen bewältigt werden müssen, um sich gesund zu entwickeln. Diese Aufgaben entstehen durch das Zusammenspiel von drei Faktoren:

- biologische Reifung
- soziale Erwartungen
- individuelle Zielsetzungen und Erfahrungen

Eine gelungene Bewältigung dieser Aufgaben führt zu Kompetenz, Selbstvertrauen und Stabilität. Eine unzureichende Bewältigung kann dagegen zu Entwicklungsverzögerungen, Verunsicherung oder inneren Konflikten führen – Themen, die sich häufig im therapeutischen Spiel widerspiegeln.

Die Entwicklungsaufgaben schließen alle Entwicklungsbereiche ein, folglich auch die sprachliche, kognitive und motorische Entwicklung. Im Folgenden werden die Entwicklungsaufgaben, angelehnt an Havighurst (1953) und Erikson (1950), vorgestellt, die hauptsächlich die sozial-emotionale Entwicklung betreffen und relevant für spieltherapeutische Prozesse sind.

Frühe Kindheit (0–2 Jahre)

- Aufbau einer sicheren und gesunden Bindung zu wichtigen Bezugspersonen
- Entwicklung von Objektpermanenz: Kind versteht, dass Objekte und Personen permanent existieren und nicht verschwinden, wenn man sie nicht mehr sieht
- Autonomiephase: Das Kind entwickelt ein Gefühl von Unabhängigkeit. Erfolgreiche Bewältigung führt zu Selbstvertrauen.

Bedeutung für die Spieltherapie:

- Falls der Aufbau einer sicheren Bindung nur unzureichend gelungen ist, kann in der Spieltherapie eine Nachbeelterung angeboten werden.
- Bei trennungsängstlichen Kindern ist es wichtig zu überprüfen, ob die Objektpermanenz bereits ausreichend begriffen wurde, ansonsten kann dies mit Versteckspielen gefördert werden.
- Wenn die Autonomiephase nicht ausreichend ausgelebt werden konnte, beispielsweise weil ein Kind die Impulse dazu unterdrücken musste, kann dies zu unterdrückten Gefühlen von Wut und Abgrenzungsimpulsen bei Kindern führen.

Entwicklungsaufgaben und ihre Bedeutung für die Spieltherapie

Kindheit (2–4 Jahre)
- Entwicklung von Fantasie
- Sauberkeitsentwicklung

Bedeutung für die Spieltherapie:
- Wenn Kinder die Sauberkeitsentwicklung bei den ersten Versuchen nicht abschließen, entsteht für viele Eltern oft ein Gefühl von Stress, sodass es passieren kann, dass sie unterbewusst Druck aufbauen.
- Wenn Kinder in diesem Alter wenig Fantasie zeigen, kann darauf geachtet werden, ob es Gründe oder Anzeichen dafür gibt, dass sie diesen Anteil unterdrücken und wie er gefördert werden kann.

Frühes Schulalter (5–7 Jahre)
- Entwicklung von Selbstständigkeit und Eigenverantwortung
- Förderung sozialer Kompetenzen, Entwicklung tieferer Freundschaften

Bedeutung für die Spieltherapie:
- Wenn Kinder in diesem Alter Schwierigkeiten haben, selbstständig Aufgaben zu erledigen, kann dies auf Unsicherheiten oder übermäßigen elterlichen Schutz hinweisen; in der Spieltherapie kann Selbstwirksamkeit spielerisch gefördert werden.
- Probleme in der Sozialentwicklung oder Konflikte mit Gleichaltrigen können sich im Spiel zeigen; hier bietet die Spieltherapie die Möglichkeit, soziale Fähigkeiten in einem sicheren Rahmen zu üben und zu stärken.

Mittleres Schulalter (8–11 Jahre)
- Entwicklung von Konzentration und Ausdauer
- Fähigkeit zur Selbstreflexion und moralischen Urteilsbildung

Bedeutung für die Spieltherapie:
- Kinder, die sich nur schwer auf Aufgaben konzentrieren oder Frustrationstoleranz entwickeln, können spielerisch in Geduld und Durchhaltevermögen unterstützt werden.
- Wenn moralische Konflikte oder Schuldgefühle auftreten, kann die Spieltherapie als Medium genutzt werden, um Gefühle auszudrücken und Handlungsalternativen zu erkunden.

Adoleszenz (12–14 Jahre)
- Identitätsentwicklung und Abgrenzung von den Eltern
- Förderung von Verantwortung im sozialen Umfeld

Bedeutung für die Spieltherapie:
- Schwierigkeiten bei der Identitätsfindung oder Abgrenzung können sich in Widerstand oder Rückzug äußern; die Spieltherapie bietet einen geschützten Raum, um Rollen, Gefühle und Selbstbild zu erkunden.
- Wenn Kinder soziale Verantwortung nicht übernehmen können, kann dies im Spiel reflektiert werden, z. B. durch kooperative Spiele oder Rollenspiele, die Empathie und Verantwortungsbewusstsein stärken.

Die verschiedenen Ebenen von Spielsituationen

Auf diesem Arbeitsblatt können Spielsituationen, das Agieren des Kindes sowie eigene Interventionen reflektiert werden. Die Anforderung für Therapeut:innen ist, die unterschiedlichen Bedeutungsebenen zu erfassen und entsprechend den Bedürfnissen des Kindes darauf zu reagieren. Dies erfordert das Mitdenken auf Metaebene, während man die Spielinhalte des Kindes erfasst sowie selbst mitspielt. Klingt komplex? Ist es auch.

Hier heißt es: Üben, üben, üben. Dann wird es in den realen Situationen immer einfacher und beginnt irgendwann, wie automatisch mitzulaufen. Dies ist wichtig, um dem Kind in den Situationen die richtigen Impulse geben zu können.

Beschreiben der Spielhandlung ohne Wertung:

....

....

....

....

Meine eigenen Gedanken und Gefühle dazu:

....

....

....

Ideen, welche Themen und Bedürfnisse das Kind darstellt:

....

....

....

Welche Gedankenmuster oder welcher Umgang mit Schwierigkeiten oder Problemen wird beim Kind deutlich?

....

....

....

Die verschiedenen Ebenen von Spielsituationen

Welche Hinweise gibt es auf Verhaltens- oder Denkmuster oder Vorbildverhalten von wichtigen Bezugspersonen?

....

....

....

Welche Emotionen zeigt das Kind in dieser Spielsituation? Mit welcher Intensität? Worauf könnte dies hindeuten?

....

....

....

Wie reagiert das Kind auf Lösungsvorschläge, Helferfiguren oder hilfreiches Verhalten der anderen Figuren?

....

....

....

Welche eigenen Ideen hat das Kind, die hilfreich sein könnten?

....

....

Gab es Raum für einen psychoedukativen Impuls? Falls ja, wie hat das Kind darauf reagiert?

....

....

....

3 Wie sehen Indikation und Diagnosestellung in der Spieltherapie aus?

Die Diagnostik ist in der Spieltherapie ein fortlaufender Prozess. Es werden sowohl aus der therapeutischen Beziehung, dem kindlichen Spiel sowie den begleitenden Gesprächen mit Bezugspersonen diagnostische Informationen gesammelt. Im Unterschied zu klassischen testbasierten Verfahren orientiert sich die spieltherapeutische Diagnostik stärker an qualitativen Beobachtungen und dem symbolischen Ausdruck des Kindes.

Dieses Kapitel gibt einen Überblick über die Indikationen und Kontraindikationen für eine Spieltherapie. Es wird zudem erklärt, wie man traumatisches Spiel erkennt und welche unterschiedlichen diagnostischen Informationen sowohl zu Beginn als auch im Verlauf und zum Abschluss gesammelt werden können. Die dargestellten Inhalte sollen dabei helfen, diagnostische Prozesse im Kontext der Spieltherapie differenziert, ressourcenorientiert und entwicklungsangemessen zu gestalten – stets mit dem Ziel, das Kind in seinem Erleben und Verhalten besser zu verstehen und gezielt therapeutisch zu begleiten.

Informations- und Arbeitsmaterial dieses Kapitels

INFO 10 Indikationen und Kontraindikationen
Auf diesem Informationsblatt werden Indikationen und Kontraindikationen für die Aufnahme einer Spieltherapie aufgelistet. Dabei spielen vordergründig der Entwicklungsstand des Kindes, die aktuelle Symptomatik sowie der Grad der Belastung eine Rolle.

INFO 11 Häufig vorkommende Themen in der Spieltherapie
Auf diesem Informationsblatt werden Themen genannt, die bei Spieltherapiekindern häufig vorkommen und was dies bedeuten kann.

INFO 12 Diagnostik in der Spieltherapie
Auf diesem Informationsblatt wird das konkrete und praktische Vorgehen bei der Diagnostik in der Spieltherapie beschrieben. Die Fragensammlung dient dazu, während des gemeinsamen Spiels einen diagnostischen Blick zu entwickeln und auf die verschiedenen diagnostischen Ebenen zu achten, wie beispielsweise den aktuellen Entwicklungsstand des Kindes oder Bedürfnisse, die aktuell im Vordergrund stehen könnten.

INFO 13 Fragensammlung für die Spieltherapie
Die Fragen auf diesem Informationsblatt können in Spielsituationen hilfreich sein, um eine Idee von der inneren Welt des Kindes zu bekommen. Dabei werden u. a. die Themenbereiche Spielinhalte, Beziehungsdynamiken und Alltagsbezug aufgegriffen.

AB 4 Diagnostikbogen Spieltherapie: Eingangsdiagnostik
Auf diesem Arbeitsblatt können Informationen notiert werden, die im Prozess der Eingangsdiagnostik gesammelt werden. Die Fragen sind unterteilt in verschiedene Themengebiete wie beispielsweise Interaktionsverhalten des Kindes oder das Spielverhalten aus der Vogelperspektive.

AB 5 Diagnostikbogen Spieltherapie: Verlaufsdiagnostik

Dieses Arbeitsblatt eignet sich, um im spieltherapeutischen Prozess innezuhalten und eine Verlaufsdiagnostik zu machen. Die Fragen fordern dazu auf, darüber nachzudenken, an welchem Punkt der Therapie das Kind gerade steht, welche Spielthemen und Bedürfnisse relevant sind und welche therapeutischen Interventionen in den folgenden Stunden hilfreich sein könnten.

AB 6 Diagnostikbogen Spieltherapie: Abschlussdiagnostik

Auf diesem Arbeitsblatt können diagnostische Informationen zur Reflexion des Abschlusses notiert werden. Dabei geht es neben der erreichten Therapieziele auch um eine Reflexion, welche Veränderungen von Rahmenbedingungen und weiteren Faktoren einen Veränderungsprozess möglich gemacht haben sowie welche Anzeichen es geben könnte, sollte das Belastungserleben wieder steigen.

Indikationen und Kontraindikationen

Das Spiel ist Ausdruck kindlichen Erlebens. Daher liegt nahe, dass durch einen spieltherapeutischen Ansatz zunächst beinahe jedes Kind darin unterstützt werden kann, sich besser auszudrücken und sich dementsprechend auf Spielebene mit aktuellen Themen auseinanderzusetzen. Dennoch benötigt nicht jedes Kind Spieltherapie und nicht für alle Patient:innen im Vorschul- oder Grundschulalter ist es die geeignete Methode.

Ob eine Spieltherapie indiziert ist oder für Patient:innen besonders geeignet sein könnte, lässt sich am einfachsten durch folgende Parameter prüfen:

- Grad der Belastung: Liegt eine Belastung für das Kind und / oder das Umfeld vor, die reduziert werden könnte?
- Erfahrungen von Inkongruenz: Macht das Kind in seiner aktuellen Lebensrealität Erfahrungen der Inkongruenz, die zu Anpassungsschwierigkeiten und Verhaltensauffälligkeiten führen könnten?
- Hat das Kind einen guten Zugang zur eigenen Fantasie? Drückt es sich bereits durch Spiel aus? Spielt es Szenen aus seinem Leben nach?
- Zielsetzung: Kann ein konkretes Ziel für die Spieltherapie genannt werden? Bestehen Veränderungswünsche?

Indikationen für eine Spieltherapie

Mögliche Indikationen für eine Spieltherapie können sein:

- Kinder, die Erfahrungen der Inkongruenz machen
- Kinder mit einem starken Bedürfnis nach positiver Wertschätzung
- Kinder, die in ihrem aktuellen Alltag besonderen Herausforderungen ausgesetzt sind, etwa eine Trennung der Eltern, ein Todesfall in der Familie oder Mobbingerfahrungen in Kindergarten oder Schule
- Pflegekinder
- Kinder psychisch kranker Eltern
- Kinder, die belastenden Situationen ausgesetzt waren, wie beispielsweise (sexualisierte) Gewalt, traumatische Erfahrungen, emotionale Vernachlässigung

Zudem gibt es eine Reihe an psychischen Störungen, bei denen eine Spieltherapie einen positiven Effekt haben kann:

- Angststörungen
- Selektiver Mutismus
- Depressionen

Indikationen und Kontraindikationen

Spieltherapie mit traumatisierten Kindern

Für Kinder mit Traumatisierungen kann eine Spieltherapie gute positive Effekte haben. Zeigen Kinder traumatisches Spiel, braucht es viel Feingefühl, um gemachte Erfahrungen dosiert und langsam zu bearbeiten, sodass das Kind nicht von Erinnerungen und Gefühlen überflutet oder gar retraumatisiert wird. Entsprechende Spielszenen sollten daher stark strukturiert angeboten und gegebenenfalls immer wieder unterbrochen werden, um sich auf der Realebene zu verankern, bevor das Spiel fortgesetzt wird.

- **Das zuverlässige Angebot von Schutzräumen:** Dies können kleine Verstecke oder Höhlen im Spielzimmer sein, ausreichend Material zum Errichten von Schutzmauern oder das Angebot von Ritterrüstungen, die sich die Kinder während des Spielgeschehens anziehen können.
- **Therapeut:in als sichere Person:** Zugleich sollte die Beziehung zwischen Kind und Spieltherapeut:in bereits so gefestigt sein, dass das Kind diese:n als sichere Person einordnet, bei der es Schutz suchen und um Hilfe fragen kann.
- Techniken zum Spannungsabbau oder zur Stressbewältigung

Möglicherweise kann es jedoch wichtig sein, zusätzlich andere Methoden einzusetzen sowie entsprechend mit dem Umfeld des Kindes zu arbeiten, z. B.:

- kindgerechte Psychoedukation zum Traumageschehen und / oder zum Thema Traumagedächtnis, kindgerechte Skills, Flashbacks etc.
- Einsatz von Stabilisierungstechniken
- Einsatz von körpertherapeutischen Elementen, sollte das Kind starke körperliche Symptome oder Reaktionen auf bestimmte Trigger zeigen
- innere und äußere Sicherheit des Kindes sichern: wie immer bei der Arbeit mit traumatisierten Kindern muss die reale Sicherheit des Kindes gesichert sein, um Traumageschehen erfolgreich bearbeiten zu können. Auch das Sicherheitserleben des Kindes im Inneren sollte beachtet werden.
- Elternarbeit und Arbeit mit dem Umfeld, um Reaktionen auf das Traumageschehen aufzufangen und zu bearbeiten sowie Bezugspersonen anzuleiten, wie ein hilfreicher Umgang mit dem Kind gestaltet werden kann

Kontraindikationen für eine Spieltherapie

Eine Kontraindikation für eine Spieltherapie kann in folgenden Fällen vorliegen:

- psychotische Störungen
- Entwicklungsstörungen mit ausgeprägter Symptomatik
- hirnorganische Störungen
- akute Gefährdungssituationen

Wenn aufgrund akuter Symptomatik eine bedrohliche Situation für Patient:innen und / oder Therapeut:innen entsteht, braucht es eine Einordnung sowie gegebenenfalls die Einleitung entsprechender Unterstützungsmaßnahmen, wie stationäre Aufenthalte.

INFO 11 • Ⓥ

Häufig vorkommende Themen in der Spieltherapie

Sowohl für den diagnostischen als auch für den therapeutischen Prozess ist es wichtig, häufig vorkommende Themen von Kindern, die in die Spieltherapie kommen, zu kennen und entsprechend ihrer Lebensrealität einordnen zu können.

Ohnmacht vs. Kontrolle

Ein wichtiges Thema, das bei vielen Kindern in der Spieltherapie in verschiedenen Formen vorkommt. Gerade Kinder, die traumatische Erfahrungen gemacht haben, zeigen oft ein hohes Kontrollbedürfnis. Aber auch Kinder, die sich im Alltag den Entscheidungen Erwachsener ausgeliefert fühlen oder sich in Kontakten mit Gleichaltrigen unterlegen fühlen, zeigen die Tendenz, dieses Thema auszuspielen. Auf Spielebene wird dann oft die Machtumkehr genutzt, um Gefühle von Hilflosigkeit zu verarbeiten und in das Selbstbild zu integrieren. Das bedeutet, Kinder suchen für sich selbst starke und mächtige Rollen aus, wie beispielsweise ein König, der seine Diener kommandieren darf. Oftmals wird hier auch angestauter Wut Luft gemacht, indem beispielsweise Figuren im Spiel genauso behandelt werden und sich hilflos fühlen sollen, wie die Kinder es erlebt haben.

Versorgen und versorgt werden

Wenn Kinder ein Versorgungsthema spielen oder im Spiel versorgt werden möchten, geht es oftmals darum, eine emotionale Versorgung nachzuholen, die das Kind zu einem früheren oder aktuellen Zeitpunkt nur unzureichend erfahren hat oder erfährt. In diesem Spielen kann es um Essen gehen (die Kinder zeigen einen starken »emotionalen« Hunger) oder das Versorgen von Wunden in einem Arztspiel. Manche Kinder möchten wie ein Baby behandelt, im Arm gehalten und gefüttert werden. In diesen Spielen können oft Momente der Nachbeelterung entstehen.

Nutzung von Safe Places: Suche nach Schutz und Sicherheitsgefühl

Ein weiteres wichtiges Thema ist das Bedürfnis mancher Kinder nach einem aktuell nicht ausreichend vorhandenen Sicherheitsgefühl. Dies schließt besonders unsichere oder trennungsängstliche Kinder ein, jedoch auch Kinder, die emotional wenig verfügbare / bindungssichere Bezugspersonen haben oder die in ihrem Leben bereits realen Gefahren ausgesetzt waren. Hier kann mit den *Safe Places* gearbeitet werden, also Höhlen oder Orte im Zimmer, die als sicherer Ort markiert werden. Dies kann man mit den Kindern ausgestalten, etwa kann ein Schutzzauber in das Spiel eingebaut werden oder es werden gemeinsam Materialien für besonders dicke Mauern ausgesucht. Auch der Einsatz von Beschützerfiguren, Schutzschildern oder Rüstungen kann hilfreich sein.

Diagnostik in der Spieltherapie

In der Spieltherapie dienen die ersten Kontaktmomente mit dem Kind sowie die ersten Spielsequenzen zur Diagnostik. Interessanterweise inszenieren viele Kinder bereits in den ersten Stunden ihre wichtigsten Themen.

> **Wichtig**
>
> Das oberste Ziel der Spieltherapie ist, einen sicheren Raum für Kinder zu bieten, um innere Themen zu bearbeiten. Wichtig dafür ist, dass die Kinder sich wohl und sicher fühlen.

Das Kontakt- und Interaktionsverhalten des Kindes ist ein wichtiger Indikator dafür, wie das Kind sich in der Welt bewegt und welche Reaktionen auf sein Verhalten es tagtäglich erhalten könnte. In den Geschichten, die die Kinder spielen, finden wir viele Informationen über die Lebenswirklichkeit des Kindes, über seine Gedankenwelt und innere Einstellungen sowie über dem Kind vertraute Beziehungsdynamiken. Es kann darauf geachtet werden, wie …

- … das Kind sich in der Dynamik zur Bezugsperson verhält. Welcher Bindungsstil könnte vorliegen? Wie schnell kann es sich lösen und das Spielzimmer erkunden und sich auf einen Kontakt zu einer anderen erwachsenen Person einlassen?
- … das Kind sich im ersten Kontakt verhält. Spricht es viel oder wenig? Wie ist die Qualität des Blickkontakts? Wie wird die Körpersprache erlebt? Zeigt das Kind sich zugewandt und offen oder eher zurückhaltend und gehemmt?
- … das Kind auf das angebotene Spielmaterial reagiert. Schaut es sich interessiert im Spielzimmer um und beginnt schnell, ein Material zu wählen und zu spielen, oder zeigt es zunächst wenig Interesse und braucht Ermutigung oder Vorschläge, um ein Spiel zu wählen?

Achten Sie in ersten Spielsequenzen auf folgende Punkte:

- Welche übergeordneten Themen inszeniert das Kind in seiner Spielsequenz?
- Wie handeln die Figuren?
- Wie werden Interaktionen zwischen den Figuren dargestellt?
- Welchen emotionalen Ausdruck zeigt das Kind während des Spiels? Wirkt es emotional involviert?
- Auf welche Art und Weise sprechen die Figuren miteinander? Was davon könnte ein (alltägliches) Erleben des Kindes darstellen? Wie sind die Tonlage und Lautstärke? Mit welcher Mimik begleitet das Kind das Spielgeschehen?

Auf einer Metaebene kann zudem betrachtet werden:

- Scheint das Kind daran gewöhnt, mit einer erwachsenen Person eine imaginäre Spielsituation zu gestalten, oder scheint es dies nicht zu kennen?
- Wie reagiert das Kind auf die ersten Interventionen? Interessiert? Ablehnend? Überrascht? Begeistert?
- Wie ist die Handlungsplanung des Kindes? Kann es Ideen schnell umsetzen?
- Wie ist der Spielfluss? Fließend oder eher abgehackt? Entstehen Pausen? Wirkt das Spiel langsam und bedacht oder hektisch und unbewusst?
- Wie ist das Problemlöseverhalten des Kindes? Hat es viele Ideen, die es direkt ausprobiert? Hat es keine Idee und wirkt hilflos?

Diagnostik in der Spieltherapie

- Sucht das Kind in unsicheren oder Angstmomenten Schutz bei einer erwachsenen Person?
- Wie ist das Nähe-Distanz-Verhalten des Kindes? Kuschelt es sich schnell an? Wahrt es eine körperliche Distanz? Hat es ein Gespür für körperliche Grenzen des Gegenübers?

Je nach Fragestellung und Zielsetzung kann es zudem sinnvoll sein, vorausgehend oder ergänzend ein standardisiertes Testverfahren zur Diagnostik einzusetzen. Verfahren, die zur Diagnostik eingesetzt werden können und spieltherapeutische Elemente enthalten oder den spieltherapeutischen Blick nutzen, sind beispielsweise:

- **Familie in Tieren**: Die Familie kann entweder vom Kind gemalt werden oder das Kind kann für die Familienmitglieder aus einer Auswahl von Tierfiguren die passenden Tiere aussuchen.
- **SET**: Der Satzergänzungstest liefert oft deutliche Hinweise auf das emotionale Befinden des Kindes sowie aktuelle Themen.
- **Träume malen**: Viele Kinder lassen sich gerne auf das Angebot ein, Träume zu malen. Dabei kann es sinnvoll sein, nicht ausschließlich auf Albträume zu fokussieren, sondern einen guten und einen schlechten Traum malen zu lassen. Albträume können dann entsprechend weiterbearbeitet werden (gefährliche Figuren bekommen ein Gefängnis gemalt etc.).

Es kann sinnvoll sein, im Anschluss an ein durchgeführtes projektives Verfahren mit den neuen Informationen oder vom Kind angebotenen Materialien weiterzuarbeiten, vor allem, wenn das Kind emotional involviert sowie an einer Lösung interessiert scheint.

Beispiele

Die 4-jährige Mila malt ein ausdrucksstarkes Bild von einem Monster, welches in ihren Träumen immer wieder vorkommt. Sie schiebt das Bild der Spieltherapeutin mit einem emotionalen Ausdruck von Schrecken und Unsicherheit entgegen. Mila gefällt der Vorschlag der Spieltherapeutin, sie könne das Monster auf dem Bild in ein Gefängnis einsperren, damit es nicht wieder in ihre Träume komme. Sie malt das Gefängnis und schaut das Bild dann lange angestrengt denkend an. Schließlich sagt sie: »Jetzt hat es das Monster aber gar nicht so schön. Das braucht ja noch ein Bett!« Sie malt dem Monster das schönste Gefängnis, das sie sich vorstellen konnte, mit Spielsachen, einem Fernseher, genug Essen und Trinken und vielen weichen Kissen. Als sie fertig war, wirkte sie fröhlich und entspannt. »Ja, da kann es nun bleiben und es schön haben«, sagte sie. »Und weil es ihm da so gut gefällt, kommt es gar nicht mehr in meinen Traum.«

Der 10-jährige Mathias malt bei der Familie in Tieren seine Mutter als Nachtfalter. In einem anschließenden Spiel, in dem er eine Vogelfigur für die Mutter aussucht, welche mit den anderen Familienmitgliedern interagiert, verwandelt sie sich plötzlich in einen schillernden Schmetterling. Daran anschließend kann über die bestehende Diagnose der Mutter (Bipolare Störung) gesprochen werden und woran Mathias merkt, wann sie gerade ein Nachtfalter ist und wann ein Schmetterling. Mathias thematisiert in den nachfolgenden Stunden diese beiden Seiten seiner Mutter auf symbolischer Ebene immer wieder.

Diagnostik in der Spieltherapie

Für die *Verlaufsdiagnostik* relevante Fragestellungen können sein:
- Auf welcher Ebene ist das Kind zum aktuellen Zeitpunkt am zugänglichsten? Über die kognitive Ebene, emotionale Ebene oder Verhaltensebene?
- Welche Spielthemen stehen aktuell bei dem Kind im Vordergrund, die für den therapeutischen Prozess wichtig sein könnten?
- Wie können die therapierelevanten Themen verstärkt werden?
- Welche Interventionen könnten in den nächsten spieltherapeutischen Einheiten Sinn machen?
- Inwiefern werden die aktuell präsenten Grundbedürfnisse des Kindes passend beantwortet?
- Wie kann im Spiel das verhaltenstherapeutisch Erlernte eingeübt werden?
- Welche Lerninhalte, Selbstinstruktionen oder positive innere Bilder können noch bearbeitet und verstärkt werden?

Für die *Abschlussdiagnostik* relevante Fragestellungen können sein:
- Welche Therapieziele wurden erreicht?
- Welche Symptome oder Belastungsfaktoren konnten reduziert werden?
- Was waren wichtige Schritte im therapeutischen Prozess?
- Inwiefern konnten Rahmenbedingungen an die Bedürfnisse des Kindes angepasst werden? Wie kann dies aufrechterhalten werden?
- Was braucht es für das Kind, um weniger belastet zu sein? Welche Faktoren sind wichtig?
- Wie sieht das Interaktionsverhalten des Kindes nun aus?
- Welche Veränderungsprozesse konnten bei Bezugspersonen angestoßen werden?
- Was sind die Warnzeichen bei diesem Kind, dass die Belastung wieder steigt? Konnte dies mit den Bezugspersonen kommuniziert werden?

INFO 13 • E

Fragensammlung für die Spieltherapie

Folgende Fragen können in Spielsituationen hilfreich sein, um eine Idee von der inneren Welt des Kindes zu bekommen. Dies kann Glaubenssätze beinhalten oder die Art, wie es bisher Beziehungsgestaltungen erlebt hat oder wie es seine Gefühle ausdrücken kann.

Fragen zu den Spielinhalten:
- Was passiert in der Geschichte, die wir zusammen spielen wollen?
- Wie soll das Spiel weitergehen?
- Was würdest du in deinem Spiel gerne verändern?
- Was denkst du, passiert als Nächstes?

Fragen zu Beziehungsdynamiken:
- Wer in deiner Familie ist denn so, wie diese Puppe?
- Wie verstehen sich diese zwei Figuren?
- Was passiert, wenn diese zwei streiten? Wie streiten die denn?
- Wie könnten die sich entschuldigen? Können die sich wieder vertragen?

Fragen zu Gefühlen und Gedanken des Kindes:
- Wie fühlst du dich, wenn wir das spielen?
- Wie fandest du das Spiel heute? Was hat dir daran gut gefallen und was nicht so gut?
- Was denkst du über die Ideen der Königin? Hat sie eine gute Lösung gefunden oder wie hättest du es gemacht?

Alltagsbezug herstellen:
- Kennst du das auch, dass du mal so wütend wirst?
- Warst du schon mal in so einer Situation?
- Was denkst du, wie kann man sich denn im echten Leben schützen, wenn so etwas passiert?

Problemlösestrategien aufbauen:
- Hast du eine Idee, wie das Problem gelöst werden könnte?
- Wie könnte der jetzt Hilfe bekommen?
- Wie könnte die Figur es schaffen, dass sie sich nicht mehr so wütend fühlt? Die Wut muss raus, aber wie?

Strategien zur Emotionsregulation stärken:
- Wie könnte sich diese Figur jetzt selbst beruhigen?
- Wo könnte er sich sicher fühlen?
- Was könnte sie machen, wenn sie solche Angst hat? Wie kann die Angst kleiner werden?
- Was könnte ihm helfen, damit er mutig ist und sich traut?

Fragen zu Handlungsplanung und positiven Selbstinstruktionen:
- Was könnte der sich jetzt sagen, damit er mehr Kraft sammelt, um die Aufgabe zu schaffen?
- Hast du eine Idee, was sein erster Schritt sein könnte?
- Was müsste jetzt passieren, damit es einfacher wird?

Diagnostikbogen Spieltherapie: Eingangsdiagnostik

Füllen Sie den Beobachtungsbogen während oder nach den ersten spieltherapeutischen Einheiten mit dem Kind aus, um ein Gefühl für aktuelle Themen, Bedürfnisse und Lebensrealitäten des Kindes zu bekommen.

Beobachtungsaufgabe	Notizen dazu
Beziehungsdynamiken des Kindes	
▶ Wie verhält sich das Kind im ersten Kontakt? Spricht es viel oder wenig? Wie ist die Qualität des Blickkontakts? Wie wird die Körpersprache erlebt? Zeigt das Kind sich zugewandt und offen oder eher zurückhaltend und gehemmt? ▶ Wie schnell kann das Kind sich lösen und das Spielzimmer erkunden und sich auf einen Kontakt zu einer anderen erwachsenen Person einlassen? ▶ Wie reagiert das Kind auf das angebotene Spielmaterial? Schaut es sich interessiert im Spielzimmer um und beginnt schnell, ein Material zu wählen und zu spielen, oder zeigt es zunächst wenig Interesse und braucht Ermutigung oder Vorschläge, um ein Spiel zu wählen? ▶ Sucht das Kind in unsicheren oder Angstmomenten Schutz bei einer erwachsenen Person? ▶ Wie ist das Nähe-Distanz-Verhalten des Kindes? Kuschelt es sich schnell an? Wahrt es eine körperliche Distanz? Hat es ein Gespür für körperliche Grenzen des Gegenübers? ▶ Welcher Bindungsstil könnte vorliegen?	

Diagnostikbogen Spieltherapie: Eingangsdiagnostik

Informationen über den aktuellen Entwicklungsstand sowie aktuelle Bedürfnisse des Kindes	
▶ Wie ist der allgemeine Entwicklungsstand im sprachlichen, kognitiven, sozial-emotionalen und motorischen Bereich? ▶ Wie ist das Problemlöseverhalten des Kindes? Hat es viele Ideen, die es direkt ausprobiert? Hat es keine Idee und wirkt hilflos? ▶ Wie ist die Handlungsplanung des Kindes? Kann es Ideen schnell umsetzen? ▶ Wie ist der Spielfluss? Fließend oder eher abgehackt? Entstehen Pausen? Wirkt das Spiel langsam und bedacht oder hektisch und unbewusst? ▶ Welche aktuellen Entwicklungsaufgaben stehen an?	
Spielverhalten des Kindes aus einer Vogelperspektive	
▶ Welche übergeordneten Themen inszeniert das Kind in seiner Spielsequenz? ▶ Wie handeln die Figuren? ▶ Wie werden Interaktionen zwischen den Figuren dargestellt? ▶ Welchen emotionalen Ausdruck zeigt das Kind während des Spiels? Wirkt es emotional involviert? ▶ Auf welche Art und Weise sprechen die Figuren miteinander? Wie sind die Tonlage und Lautstärke? Mit welcher Mimik begleitet das Kind das Spielgeschehen? ▶ Scheint das Kind daran gewöhnt, mit einer erwachsenen Person eine imaginäre Spielsituation zu gestalten, oder scheint es dies nicht zu kennen? ▶ Was davon könnte ein (alltägliches) Erleben des Kindes darstellen?	
Reaktionen des Kindes auf therapeutische Interventionen	
▶ Wie reagiert das Kind auf die ersten Interventionen? Interessiert? Ablehnend? Überrascht? Begeistert?	

AB 5 • E

Diagnostikbogen Spieltherapie: Verlaufsdiagnostik

Füllen Sie den Beobachtungsbogen während oder nach den ersten spieltherapeutischen Einheiten mit dem Kind aus, um ein Gefühl für den aktuellen Stand und weiteren Verlauf des therapeutischen Prozesses zu bekommen.

Beobachtungsaufgabe	Notizen dazu
▶ Auf welcher Ebene ist das Kind zum aktuellen Zeitpunkt am zugänglichsten? Über die kognitive Ebene, emotionale Ebene oder Verhaltensebene? ▶ Welche Spielthemen stehen aktuell bei dem Kind im Vordergrund, die für den therapeutischen Prozess wichtig sein könnten? ▶ Wie können die therapierelevanten Themen verstärkt werden? ▶ Welche Interventionen könnten in den nächsten spieltherapeutischen Einheiten Sinn machen? ▶ Inwiefern werden die aktuell präsenten Grundbedürfnisse des Kindes passend beantwortet? ▶ Wie kann im Spiel das verhaltenstherapeutisch Erlernte eingeübt werden? ▶ Welche Lerninhalte, Selbstinstruktionen oder positiven inneren Bilder können noch bearbeitet und verstärkt werden?	

AB 6 • E

Diagnostikbogen Spieltherapie: Abschlussdiagnostik

Für die Abschlussdiagnostik ist wichtig zu überprüfen, welche Therapieziele erreicht und welche Veränderungsprozesse angestoßen werden konnten. Realistisch gesehen gilt wie in jeder Therapie auch hier: Manchmal darf es »gut genug« sein.

Füllen Sie folgende Tabelle aus und machen Sie sich Notizen:

Thema	**Notizen zum Kind**
▶ Erreichte Therapieziele ▶ Symptome oder Belastungsfaktoren, die reduziert werden konnten ▶ Wichtige Schritte im therapeutischen Prozess ▶ Rahmenbedingungen, die an die Bedürfnisse des Kindes angepasst werden konnten – wie kann dies aufrechterhalten werden? ▶ Was braucht es für das Kind, um weniger belastet zu sein? Welche Faktoren sind wichtig? ▶ Positive Selbstinstruktionen, die das Kind erlernt hat ▶ Psychoedukative Inhalte, die das Kind verstanden hat ▶ Aktuelles Interaktionsverhalten des Kindes ▶ Veränderungsprozesse, die bei Bezugspersonen angestoßen werden konnten ▶ Warnzeichen bei diesem Kind, dass die Belastung wieder steigt (mit den Bezugspersonen kommunizieren)	

4 Wie sieht ein idealtypischer Therapieverlauf aus?

Therapieverläufe in der Spieltherapie können höchst individuell ablaufen. In vielen Fällen gibt das Kind dabei die Geschwindigkeit vor. Dennoch lassen sich grobe Phasen unterteilen, die spieltherapeutische Prozesse durchlaufen. Die Phasen bieten den Rahmen, in dem Beziehung, Entwicklung und Veränderung möglich werden. Ein idealtypischer Therapieverlauf beschreibt nicht eine starre Abfolge von Schritten, sondern eine Orientierung: Er zeigt, welche Phasen sich typischerweise entfalten, welche Dynamiken zu erwarten sind und welche Aufgaben Therapeut:innen in den einzelnen Abschnitten übernehmen.

Begleitende Elternarbeit
Parallel zum therapeutischen Prozess mit dem Kind spielt die Elternarbeit eine zentrale Rolle. Sie begleitet den Therapieverlauf von Anfang an und kann zur Stabilität des Prozesses beitragen. Ziel ist es, die Wahrnehmung der Eltern für die innere Welt ihres Kindes zu erweitern, sie in ihrer Erziehungskompetenz zu stärken und sie als Teil des therapeutischen Systems einzubeziehen.

Erfolgsdruck und Zeitdimension
Immer wieder kommt es vor, dass Bezugspersonen und Therapeut:innen die Ziele der Spieltherapie am liebsten nach wenigen Stunden erreicht hätten. Eine Orientierung am idealtypischen therapeutischen Verlauf kann hier eine Haltung der Achtsamkeit vermitteln: Entwicklung kann nicht beschleunigt werden. Niemand kann vorhersagen, wie lange sich das Kind in welcher Phase aufhalten wird. Es gibt auch Prozesse, in denen noch einmal ein Schritt zurückgegangen werden muss – gerade wenn das Kind noch immer wenig hilfreichen Rahmenbedingungen im Alltag ausgesetzt ist. Es kann vorkommen, dass wir geduldig auf die Impulse des Kindes warten müssen, um den nächsten Schritt im therapeutischen Prozess zu gehen.

Die verschiedenen Abschnitte eines idealtypischen Verlaufs einer Spieltherapie werden in den Materialien dieses Kapitels erläutert. Die verschiedenen Phasen, typische Inhalte sowie Aufgaben von Therapeut:innen in den jeweiligen Phasen werden beschrieben.

Informations- und Arbeitsmaterial dieses Kapitels

INFO 14 Behandlungsverlauf einer Spieltherapie
Dieses Informationsblatt beschreibt den idealtypischen Ablauf einer Spieltherapie von der ersten Kontaktaufnahme bis zum Abschluss. Dabei steht der therapeutische Prozess des Kindes im Mittelpunkt. Auch wenn der konkrete Verlauf individuell unterschiedlich ist, lassen sich typische Phasen mit spezifischen Inhalten und Zielen unterscheiden.

INFO 15 Planung der Sitzungen im Rahmen einer Spieltherapie
Auf diesem Informationsblatt werden Ideen vorgestellt, wie einzelne Stunden innerhalb der Spieltherapie geplant werden können.

AB 7 Erste Schritte als Spieltherapeut:in gehen
Dieses Arbeitsblatt enthält praktische Ideen, wie Therapeut:innen sich der Spieltherapie annähern können, beispielsweise indem sie Spielverhalten von Kindern beobachten.

AB 8 Protokoll einer Sitzung im Rahmen einer Spieltherapie

Das Arbeitsblatt bietet eine mögliche Vorlage für ein Protokoll von Sitzungen im Rahmen einer Spieltherapie.

AB 9 Reflexion einer Sequenz innerhalb einer Spieltherapie

Auf diesem Arbeitsblatt können Therapeut:innen eine spieltherapeutische Sequenz reflektieren. Dabei wird auf unterschiedliche Aspekte eingegangen, wie beispielsweise eigene (Körper-)Gefühle, die von Spielszenen ausgelöst wurden und wie eine passende Selbstfürsorge aussehen könnte.

Behandlungsverlauf einer Spieltherapie

Die Spieltherapie ist ein prozessorientiertes Verfahren, das sich am individuellen Erleben und den aktuellen Themen des Kindes orientiert. Dennoch lassen sich im therapeutischen Verlauf typische Phasen beobachten, die sich in vielen Spieltherapien – trotz aller Unterschiede im Tempo und in der Themenwahl – wiederfinden.

Kontakt- und Diagnostikphase
In der ersten Phase steht der Aufbau einer positiven, tragfähigen therapeutischen Beziehung im Vordergrund.

Aufgaben von Therapeut:innen in dieser Phase:
- positive Kontaktaufnahme und Interaktion gestalten
- diagnostische Informationen sammeln: Was sind therapeutische Themen, die das Kind zeigt?
- erste gemeinsame Spiele, einen gemeinsamen Spielfluss entwickeln

Vertrauens- und Beziehungsphase
Mit zunehmendem Vertrauen beginnt das Kind, das Spiel als Ausdrucks- und Verarbeitungsform zu nutzen. In dieser Phase wird das therapeutische Geschehen lebendiger: Themen tauchen auf, wiederholen sich, verändern ihre Gestalt.

Aufgaben von Therapeut:innen in dieser Phase:
- den emotionalen Ausdruck des Kindes durch positive Verstärkung fördern
- dem Kind in der Therapie viel Sicherheit und Unterstützung anbieten, um die therapeutische Beziehung zu stärken

Arbeits- oder Bearbeitungsphase
In dieser Phase findet eine symbolische Bearbeitung innerer Konflikte und belastender Erlebnisse statt. Das Spiel intensiviert sich, erkennbar an einer Themenverdichtung sowie stärkerem emotionalen Ausdruck des Kindes.

Aufgabe von Therapeut:innen in dieser Phase:
- Begleitung und Verbalisierung der Themen des Kindes
- Anwendung der spieltherapeutischen Interventionen
- Bezugspersonen das Spielverhalten übersetzen, aktuelle Bedürfnisse benennen und gemeinsam Ideen für einen hilfreichen Umgang mit dem Verhalten des Kindes erarbeiten

Behandlungsverlauf einer Spieltherapie

Integrations- und Transferphase

In dieser Phase geht es darum, eine Verknüpfung der Erfahrungen mit dem Alltag anzuregen. Neue Handlungsstrategien, die im Spiel erprobt wurden, sollen nun auch im Alltag angewendet werden.

Aufgabe von Therapeut:innen in dieser Phase:

- auf Realebene nach Alltagsthemen fragen
- Bezüge zum spieltherapeutischen Prozess herstellen, diese mit Bezugspersonen besprechen
- das Kind bestärken, dass Veränderungen möglich sind, und gegebenenfalls verhaltenstherapeutisch daran arbeiten, wie diese Schritt für Schritt erreicht werden können und diese Inhalte dann wiederum auf Spielebene verankern

Rückfallprophylaxe

In dieser Phase wird bereits Erlerntes in verschiedenen Spielszenarien eingeübt. Dabei werden die Gefahren, Hindernisse oder Schwierigkeiten meist vom Kind noch einmal erhöht und dann dennoch überwunden und gemeistert.

Aufgaben von Therapeut:innen in dieser Phase:

- Verbalisieren, dass es so schwierig ist wie nie zuvor und dass trotzdem schon genug gelernt wurde, um die Schwierigkeit zu überwinden
- Fähigkeiten und Lösungsstrategien der Spielfiguren verbalisieren und loben

Abschlussphase

Der Abschluss der Spieltherapie stellt einen ebenso bedeutsamen wie sensiblen Abschnitt dar. Er markiert nicht nur das Ende eines therapeutischen Prozesses, sondern auch einen Übergang vom geschützten Raum der Therapie in die Welt des Alltags. In der Abschlussphase geht es darum, das Gelernte und Erreichte zu würdigen, einen Abschlussprozess zu gestalten sowie einen realisitischen Ausblick auf das Kommende zu geben.

Aufgaben von Therapeut:innen in dieser Phase:

- Abschied gut vorbereiten, erklären und begleiten
- Abschiedsrituale anbieten
- Rückblicke anregen, Fortschritte spiegeln
- positive Veränderungen würdigen, z. B. in Form eines Abschiedsgeschenks

Planung der Sitzungen im Rahmen einer Spieltherapie

In der Spieltherapie greifen wir oftmals auf, was das Kind uns auf Spielebene von sich zeigt oder als Thema anbietet. Dennoch kann es in vielen Fällen sinnvoll sein, die Einzelstunden der Spieltherapie vorzubereiten. Im Folgenden werden verschiedene Ideen zur Vorbereitung einer Sitzung vorgestellt.

Beginn und Ende klar signalisieren

Wichtig für das Kind ist, den Beginn sowie das Ende der spieltherapeutischen Einheit innerhalb einer verhaltenstherapeutischen Stunde klar zu signalisieren.. Um kognitiv Erlerntes im Spiel einzuüben, kann die spieltherapeutische Einheit an das Ende der Therapiestunde gesetzt werden.

Die Dauer kann variieren. Meist sind 20 Minuten passend, es gibt jedoch auch Kinder, bei denen eine kürzere Dauer ausreicht oder bei denen es mehr Spielzeit braucht.

Aktuell passendes Spielmaterial zur Verfügung stellen

Je nach aktuellem Thema des Kindes kann es hilfreich sein, dazu passende Materialien gut sichtbar im Therapiezimmer zu platzieren. Hilfreich kann zudem sein, aktuell beliebtes Spielmaterial abzufragen, um dieses gerade in den ersten Stunden anzubieten. Je vertrauter erste gemeinsame Aktivitäten für die Kinder sind, desto eher werden sie sich sicher im Therapiezimmer fühlen und eine vertrauensvolle Beziehung aufbauen.

Beispiel

Bei einem Kind, das für längere Zeit im Krankenhaus war und daraufhin starke Ängste entwickelt hat, könnte man z. B. einen Arztkoffer, Puppen und Bilderbücher zum Thema Kinderarztbesuch sowie Krankenhausaufenthalt zur Verfügung zu stellen. Bei einem Kind, das oft Situationen der Hilflosigkeit ausgesetzt war, wäre es wichtig, einen Schutzraum, etwa in Form einer Höhle, anzubieten.

Psychoedukative Materialien zum Thema Gefühle und Emotionsregulation einsetzen

Hier können Gefühlskarten, Kinderbücher, Regelspiele oder andere Therapiematerialien eingesetzt werden. Mithilfe dieser Materialien können Kinder üben, ihre aktuellen Gefühle und Stimmungen mit Worten auszudrücken oder in ihrer Intensität zu skalieren.

An den Interessen des Kindes ansetzen

Gerade bei gehemmten Kindern ist es wichtig, die Bezugspersonen im Vorfeld nach aktuellen Interessen des Kindes zu befragen. Aber auch extrovertiertere Kinder freuen sich, über aktuelle Interessen zu erzählen oder beschäftigen sich gerne gemeinsam mit Erwachsenen mit einem aktuellen Lieblingsthema. Gute Effekte kann es haben, dem Kind einen Kompetenzvorsprung zu gewähren und ein Lieblingsspiel erklären zu lassen oder über ein Lieblingsthema erzählen zu lassen sowie durch gezielte Fragen Interesse zu signalisieren. Viele Kinder blühen dabei regelrecht auf und zeigen neue Seiten von sich.

Planung der Sitzungen im Rahmen einer Spieltherapie

Stellvertreterfiguren anbieten

Um Kindern eine Externalisierung ihrer Themen, Probleme, Gefühlslagen oder Erfahrungen anzubieten, können Stellvertreterfiguren eingesetzt werden. Dazu zählen Handpuppen, Babypuppen, Tierfiguren oder Playmobilfiguren. Diesen Figuren schreibt man im Spielgeschehen verschiedene Eigenschaften zu, sie zeigen verschiedenes Verhalten oder stehen für Gefühle.

Kreative Materialien sowie Musikinstrumente zur Verfügung stellen

Den Kindern kann zudem eine kreative Gestaltung durch Bastelmaterialien oder den Einsatz von Musikinstrumenten in der Stunde angeboten werden.

Das Ende ankündigen

Für viele Kinder ist es wichtig, das Ende einer Sitzung möglichst rechtzeitig anzukündigen.

Beispiel

»[Name des Kindes], damit du Bescheid weißt: Wir haben jetzt noch 5 Minuten Zeit zu spielen, dann räumen wir auf. Was ist jetzt noch wichtig für das Spiel, damit wir es gleich beenden können?«

Je nachdem, wie leicht oder schwer dem Kind Übergangsprozesse fallen, kann das Ende mehrmals angekündigt und ein bisschen Zeit als Puffer eingebaut werden, sollte das Kind einen Moment brauchen, um aus seiner Spielwelt aufzutauchen und zurück in die Realebene zu wechseln. Bei Kindern, denen dies besonders schwerfällt, kann es sinnvoll sein, die gespielten Rollen in einem Ritual abzustreifen: »So, der Zauberer verwandelt sich zurück in Max. Der Zauberer macht mal kurz die Augen zu. Und wenn ich jetzt sage, kannst du die Augen wieder als Max aufmachen, okay, Zauberer? Eins, zwei, drei – Augen auf. So Max, nun räumen wir auf.«

AB 7 • E

Erste Schritte als Spieltherapeut:in gehen

Wer neu beginnt, spieltherapeutisch zu arbeiten, wird möglicherweise eine Zeitlang brauchen, um sich auf die besondere Atmosphäre einzustellen, die sich in spieltherapeutischen Prozessen einstellen kann. Um als Therapeut:in erste Erfahrungen im spieltherapeutischen Setting zu sammeln, gibt es unterschiedliche Herangehensweisen.

Bei einer Spieltherapie hospitieren. Wenn die Möglichkeit besteht, kann es immer sinnvoll sein, bei einer spieltherapeutischen Einheit zu hospitieren, um die Atmosphäre zu erleben und die Interventionen von einer erfahrenen Therapeutin oder einem erfahrenen Therapeuten zu beobachten. Hier kann auf Folgendes geachtet werden:

- Wie wird von der Realebene auf die Spielebene gewechselt und andersherum?
- Welche therapeutischen Interventionen erkenne ich, wie reagiert das Kind darauf und wie beeinflussen diese den therapeutischen Prozess?
- Wie würde ich die Therapeutenpersönlichkeit der beobachteten Person beschreiben? Gleicht sie meiner Therapeutenpersönlichkeit oder weicht sie sehr ab?
- Was begünstigt einen flüssigen Spielfluss? Wie reagiert der / die Therapeut:in auf Aussagen und Regieanweisungen des Kindes?

Kinder beim Spielen beobachten. Hilfreich kann zudem sein, für eine gewisse Zeit Kinder allgemein beim Spielen genauer zu beobachten, egal ob im therapeutischen Setting oder in privaten Kontakten mit Kindern.

- Wie spielt das Kind? Welches Material wählt es aus? Welche Rollen nimmt es ein? Wie stark ist der emotionale Ausdruck im Spiel?
- Spielt das Kind eher für sich? Oder bezieht es andere Kinder oder Erwachsene aktiv als Spielpartner mit ein? Wie reagiert es auf Spielangebote?
- Welche diagnostischen Informationen erhalte ich über das Kind? In welcher Spielphase befindet es sich? Wie könnte sein emotionales Wohlbefinden sein? Zeigt sich ein Thema in seinem Spiel? Verfolgt sein Spiel ein Ziel oder erfüllt ein aktuelles Bedürfnis? Setzt es sich mit einer Entwicklungsaufgabe auseinander?
- Wie könnte ein Alltagsbezug hergestellt werden? Gibt es Anzeichen, dass das Kind eine Szene aus dem Alltag symbolisch darstellt oder Verhalten erprobt?

Reaktionen der Kinder beobachten. Um den Effekt der spieltherapeutischen Arbeit zum ersten Mal zu spüren, kann es zudem sinnvoll sein, zunächst für einige Stunden mit Kindern eine beobachtende Haltung einzunehmen und / oder damit zu beginnen, zunächst nur die Basisinterventionen der Spieltherapie anzuwenden und die Reaktionen der Kinder zu beobachten.

Wichtig

Kinder freuen sich in der Regel über gemeinsame Spiele. Sie fühlen sich gesehen, wenn eine erwachsene Person sich für ihre Spielinhalte interessiert und sich als Spielpartner anbietet. Als startende:r Spieltherapeut:in muss man daher nie die Angst haben, nicht »genug« zu tun oder zu intervenieren. Schritt für Schritt wird man für den therapeutischen Prozess relevante Momente erleben, aber auch das gemeinsame Spiel ohne Interventionen kann die therapeutische Beziehung sowie den Selbstwert des Kindes stärken.

Protokoll einer Sitzung im Rahmen einer Spieltherapie

Name des Kindes: .... Datum: ....

Welchen Titel würde ich dieser Stunde geben, wenn es ein Buch oder ein Film wäre?

....

Spielthemen heute:

....

....

....

....

Besonderes oder Neues heute:

....

Spürbare Emotionen des Kindes, die ich wahrnehmen konnte:

....

Meine eigenen Gefühle und Gedanken zur Stunde heute:

....

....

Platz für Hypothesen und Fragen:

....

....

....

Wichtig für nächstes Mal:

....

....

AB 9 • Ⓡ

Reflexion einer Sequenz innerhalb einer Spieltherapie

Gerade wenn Kinder emotional so richtig in ein Spiel einsteigen, können Spieltherapiestunden aufreibend und anstrengend für Therapeut:innen sein. Daher ist es wichtig, diese regelmäßig zu reflektieren. Die folgenden Impulsfragen können dabei helfen.

Welche Themen oder Gefühle nehme ich heute aus der Stunde mit? Was konnte ich noch nicht ganz »abschütteln«?

....

Möchte ich heute noch mit jemandem über die Stunde sprechen? Wenn ja, mit wem und wann?

....

Wie fühlt sich mein Körper gerade an? Was passiert in mir drin noch?

....

Was kann ich heute für mich tun, um gut für mich zu sorgen?

....

....

Wurden meine persönlichen Grenzen ausreichend gewürdigt oder habe ich sie gut genug verteidigt?

....

Gab es Momente, in denen etwas in mir getriggert wurde? Wie kann ich mich hier gut abgrenzen oder gut für mich sorgen?

....

....

Wie fühlt sich die Beziehung zu diesem Spieltherapiekind aktuell an? Würde ich daran gerne etwas verändern?

....

Was würde ich beim nächsten Mal gerne anders machen?

....

5 Wie gestalte ich die Therapiebeziehung in der Spieltherapie?

Die therapeutische Beziehung hat einen starken Einfluss auf den Verlauf und das Gelingen jeder Therapie und stellt einen signifikanten Wirkfaktor dar. In der Spieltherapie können Kinder sich mit schwierigen Lebensereignissen und aktuellen inneren Konflikten auseinandersetzen, wodurch teilweise ernste Momente entstehen können. Wichtig ist jedoch, dass in ganz vielen Momenten der Spaß im Vordergrund steht, wenn gemeinsam ins Spiel eingetaucht wird. Kinder erleben somit in spieltherapeutischen Prozessen den Aufbau einer positiven, sicheren und gesunden Beziehung mit einer erwachsenen Person. Gerade für Kinder, deren Bezugspersonen wenig verlässlich sind oder die wenig kindgerechte Bindungsangebote machen, kann dies eine starke Bedeutung haben. Sie lernen, dass es auch andere Formen gibt, Beziehung zu gestalten.

In der Spieltherapie lassen wir uns auf die Welt des Kindes ein und signalisieren dadurch automatisch Interesse. Wenn Kinder eigene Fähigkeiten und Charaktereigenschaften positiv gespiegelt bekommen, verbessert sich ihr Selbstwertgefühl. Sie lernen, dass sie wichtig sind und Menschen daran interessiert sind, was sie zu sagen haben. Viele Kinder beginnen dadurch, sich insgesamt mehr zu öffnen und den eigenen emotionalen Ausdruck zuzulassen, den sie in anderen Situationen aus Angst vor Ablehnung vielleicht unterdrücken.

Dieses Kapitel thematisiert die Therapiebeziehung zwischen Spieltherapeut:innen und Kindern. Dabei wird sowohl auf die Bedürfniserfüllung als auch auf die Beziehungsgestaltung eingegangen. Die komplexen Anforderungen, die an Spieltherapeut:innen gestellt werden, werden benannt und können in einem Arbeitsblatt reflektiert werden. Zudem bieten Arbeitsblätter die Möglichkeit zur Selbstreflexion dazu, mit welchen Kindern man besonders gut in Kontakt kommt und wie das eigene therapeutische Beziehungsangebot aussieht.

Informations- und Arbeitsmaterial dieses Kapitels

INFO 16 Bedürfniserfüllung in der Beziehungsgestaltung
Auf diesem Informationsblatt werden die Grundbedürfnisse von Kindern nach Grawe (2004) vorgestellt sowie ihre Bedeutung für die spieltherapeutische Arbeit beschrieben.

INFO 17 Beziehungsgestaltung in der Spieltherapie
Dieses Informationsblatt behandelt die verschiedenen Ebenen der Beziehungsgestaltung, sowohl auf Spiel- als auch auf Realebene.

INFO 18 Anforderungen an Spieltherapeut:innen
Das Informationsblatt bietet eine Übersicht über die Anforderungen, die an Spieltherapeut:innen gestellt werden.

AB 10 Selbstreflexion: Anforderungen an Spieltherapeut:innen
Auf diesem Arbeitsblatt können Spieltherapeut:innen über die unterschiedlichen Anforderungen reflektieren, indem sie ankreuzen, bei welchen Anforderungen sie sich bereits sicher fühlen und bei welchen es vielleicht noch Potenzial gibt, zu üben und sicherer zu werden.

AB 11 Selbstreflexion: Mit welchen Kindern komme ich leicht in Kontakt?

Auf diesem Arbeitsblatt können Spieltherapeut:innen reflektieren, wie Kinder sind, mit denen sie leichter oder nicht so leicht in einen Kontakt kommen. Welche Eigenschaften haben diese Kinder oder welche Themen bringen sie mit?

AB 12 Selbstreflexion: Meine aktuellen therapeutischen Beziehungsangebote

Auf diesem Arbeitsblatt können Therapeut:innen darüber reflektieren, auf welche Art sie aktuell Beziehung anbieten sowie auf Beziehungsangebote von Kindern reagieren. Dabei kann es helfen, herauszufinden, bei welchen Kindern eine Kontaktaufnahme leichter fällt und bei welchen Kindern die Interaktion vielleicht schwerer fällt.

Bedürfniserfüllung in der Beziehungsgestaltung

Kinder sind in besonderer Weise auf ihre Bezugspersonen angewiesen, da sie ihre Grundbedürfnisse noch nicht selbstständig befriedigen können (Borg-Laufs & Dittrich, 2010). Viele Kinder erleben in ihrem Alltag eine regelmäßige Frustration ihrer Bedürfnisse. Bis zu einem gewissen Grad stellt das Aushalten dieser Frustration eine Entwicklungsaufgabe dar und kann durch positive Erlebnisse sowie Situationen, in denen Bedürfnisse passend beantwortet werden, ausgeglichen werden.

Viele Kinder, die eine Spieltherapie benötigen, erleben jedoch zu wenige Situationen, in denen ihre Bedürfnisse passend beantwortet werden. Dies hat zur Folge, dass sie versuchen, diese stärker einzufordern oder dass sie die Erwartung entwickeln, dass diese nicht beantwortet werden. Oftmals entwickeln sich dadurch ein negatives Selbstbild, Beziehungsstörungen oder Verhaltensauffälligkeiten. Eine wichtige Aufgabe von Spieltherapeut:innen ist es daher, die Bedürfnisse der Kinder zu erkennen, zu benennen sowie passend zu beantworten.

Wichtig

Wer spieltherapeutisch arbeitet, sollte die kindlichen Grundbedürfnisse gut kennen, da diese regelmäßig in Spielsituationen aufkommen und beantwortet werden möchten. Je länger Therapeut:innen spieltherapeutisch arbeiten, desto mehr Erfahrungen sammeln sie, in welchen Situationen welche Bedürfnisse aufkommen können und welche Reaktionen oder Interventionen dazu passen, um die Kinder zu stärken.

Die Spieltherapie bietet einen geschützten Raum, in dem Kinder über das Spiel Zugang zu ihren Grundbedürfnissen erhalten, diese ausdrücken und – im Idealfall – symbolisch oder real befriedigen können. Eine bedürfnis- und kindorientierte Haltung der Therapeut:innen bildet dabei die Grundlage einer wirksamen und respektvollen Beziehungsgestaltung. Im Folgenden werden die kindlichen Grundbedürfnisse nach Grawe (2004) sowie ihre Bedeutung für die Spieltherapie geschildert.

Das Bedürfnis nach Sicherheit und Schutz

Das Bedürfnis nach Sicherheit bezieht sich sowohl auf körperliche Unversehrtheit als auch auf emotionale Stabilität, Verlässlichkeit und Vorhersagbarkeit.

Spieltherapeutische Bedeutung. Die Spieltherapie muss einen sicheren, geschützten Rahmen bieten, in dem das Kind sich aufgehoben fühlt. Rituale, klare Strukturen, konsistente Regeln und eine verlässliche therapeutische Beziehung fördern das Sicherheitsgefühl. Kinder mit frühen Bindungsstörungen oder traumatischen Erfahrungen zeigen zudem im Spiel häufig Schutzmechanismen (z. B. Kontrolle, Rückzug, Aggression), die als Reaktion auf Unsicherheit verstanden werden müssen, um passend und hilfreich darauf reagieren zu können.

Bedürfniserfüllung in der Beziehungsgestaltung

Das Bedürfnis nach Bindung und Zugehörigkeit
Kinder haben ein tiefes Bedürfnis nach emotionaler Nähe, Resonanz und Zugehörigkeit. Sich als Teil einer verlässlichen sozialen Beziehung zu erleben, ist grundlegend für Selbstwert und Beziehungsfähigkeit.
Spieltherapeutische Bedeutung. Die therapeutische Beziehung fungiert als korrigierende Bindungserfahrung. Über das Spiel können Bindungserfahrungen symbolisch wiederholt, verändert oder neugestaltet werden. Die Haltung der Therapeut:in sollte geprägt sein von Empathie, emotionaler Verfügbarkeit und echtem Interesse am inneren Erleben des Kindes.

Das Bedürfnis nach Autonomie und Kontrolle
Kinder streben danach, Einfluss auf ihre Umwelt auszuüben, Entscheidungen zu treffen und sich als wirksam zu erleben. Das Bedürfnis nach Autonomie fördert die Entwicklung von Identität und Selbstvertrauen.
Spieltherapeutische Bedeutung. Im freien Spiel können Kinder selbstbestimmt agieren, Regeln setzen und Entscheidungen treffen – oft ein Kontrast zu ihrem Alltag, in dem sie sich fremdbestimmt fühlen. Therapeut:innen sollten Autonomie gezielt fördern, z. B. durch Wahlfreiheit im Spielmaterial, durch zurückhaltende Steuerung und durch das Ernstnehmen kindlicher Entscheidungen. Gerade bei Kindern mit Kontrollverlust-Erfahrungen ist das Wiedererleben von Kontrolle im Spiel ein zentraler therapeutischer Aspekt.

Das Bedürfnis nach Lustgewinn und Unlustvermeidung
Spiel ist von Natur aus lustvoll – es ist eine Form des emotionalen Ausdrucks, des Genießens und der Kreativität. Freude im Spiel dient nicht nur der Motivation, sondern ist auch ein wichtiger Schutzfaktor.
Spieltherapeutische Bedeutung. Spielerische Freude ist ein Indikator für psychische Gesundheit und ein Ziel spieltherapeutischer Prozesse. Therapeut:innen sollten die Freude am Spiel aktiv zulassen und mitgehen, auch wenn gleichzeitig schwierige Themen im Spiel auftauchen. Humor, Leichtigkeit und kreative Ausdrucksmöglichkeiten sind hilfreich für die emotionale Verarbeitung von schwierigen Erfahrungen.

Das Bedürfnis nach Selbstwerterhöhung und Selbstwertschutz
Kinder haben das Bedürfnis, sich selbst als wertvoll und kompetent zu erleben. Dieses Bedürfnis ist eng mit dem Selbstwertgefühl verbunden und beeinflusst, wie wir uns selbst und unsere Fähigkeiten wahrnehmen. Durch die Exploration im Spiel wird die Umwelt aktiv erschlossen und eigenes Können reflektiert und erprobt.
Spieltherapeutische Bedeutung. Die Spieltherapie bietet Raum für kreatives und problemlösendes Verhalten – ohne Leistungsdruck. Therapeut:innen können Exploration ermutigen, indem sie Interesse zeigen, Erfolge spiegeln und ressourcenorientiert agieren. Das Erleben von Selbstwirksamkeit im Spiel unterstützt das Kind bei der Entwicklung eines gesunden Selbstwertgefühls.

Bedürfniserfüllung in der Beziehungsgestaltung

Das Bedürfnis nach Orientierung und Sinn
Kinder suchen nach Verstehen und Bedeutung. Sie möchten ihre Erlebnisse einordnen, Fragen stellen und Antworten finden. Dies gilt besonders in Krisen oder nach belastenden Erfahrungen.
Spieltherapeutische Bedeutung. Im Spiel können Kinder fragmentierte oder unverstandene Erfahrungen in einen sinnhaften Zusammenhang bringen. Therapeut:innen unterstützen diesen Prozess durch Resonanz, Spiegelung und psychoedukatives Erklären.

Fazit

Die spieltherapeutische Arbeit sollte stets bedürfnisorientiert sein. Dies bedeutet nicht, dass das möglichst angepasste Verhalten des Kindes im Zentrum steht, sondern das Verstehen der hinter dem Verhalten liegenden unbefriedigten oder übersteigerten Bedürfnisse. Die zentrale Frage lautet dabei: Was versucht das Kind über sein Spiel mitzuteilen – und welches Grundbedürfnis spricht daraus?

Eine solche Haltung hilft dabei, herausforderndes Verhalten nicht als störend, sondern als Ausdruck innerer Not zu begreifen – und das Spiel als Mittel zur Heilung und Entwicklung zu nutzen. Indem die Spieltherapie Raum für Sicherheit, Beziehung, Autonomie, Ausdruck und Sinn bietet, wird sie zu einem Ort, an dem seelisches Wachstum möglich ist.

Beziehungsgestaltung in der Spieltherapie

Die therapeutische Beziehung ist ein wesentlicher Wirkfaktor spieltherapeutischer Arbeit. In der Spieltherapie gibt es die Besonderheit, dass neben der Beziehungsgestaltung zwischen Kind und Therapeut:in auf Realebene in den unterschiedlichen Spielszenen ganz andere Beziehungsformen entstehen können.

Unterscheiden zwischen Beziehungsgestaltung auf Realebene und Beziehungsgestaltung auf der Spielebene im Rollenspiel

In der Spieltherapie findet Beziehungsgestaltung auf zwei zentralen Ebenen statt: der Realebene und der Spielebene. Beide sind essenziell für die therapeutische Arbeit und ergänzen sich in ihrer Wirkung. Eine tragfähige Beziehung auf der Realebene ist Voraussetzung dafür, dass sich ein Kind im Spiel öffnen kann. Gleichzeitig stärkt die gemeinsame Erfahrung im Spiel auch die Beziehung auf der Realebene.

Beziehungsgestaltung auf der Realebene

Die Realebene bezieht sich auf die tatsächliche, direkte Beziehung zwischen Therapeut:in und Kind – also außerhalb des Spiels. Merkmale der Realebene sind:

- klare, verlässliche Rahmenbedingungen (z. B. Begrüßung, Abschied, Einhaltung von Regeln und Grenzen)
- echtes emotionales Angebot durch den / die Therapeut:in (z. B. empathisches Zuhören, echtes Interesse, Halt und Orientierung)
- Aufbau von Vertrauen und Sicherheit durch authentisches Verhalten
- Beziehungsgestaltung als Basis für Bindung und therapeutische Allianz
- vermittelt dem Kind, dass es als Person wahr- und ernst genommen wird
- fördert emotionale Sicherheit und Stabilität
- schafft die Grundlage dafür, dass das Kind sich im Spiel öffnen kann

Beziehungsgestaltung auf der Spielebene

Die Spielebene umfasst alles, was im symbolischen Raum des Spiels zwischen Kind und Therapeut:in geschieht. Die Spielebene kann zur Orientierung für das Kind zwischendurch klar benannt werden. Dies ist vor allem dann sinnvoll, wenn das Kind unvermittelt zwischen Real- und Spielebene springt. Merkmale der Spielebene sind:

- Beziehung wird über das Spielgeschehen gestaltet
- Therapeut:innen nehmen im Spielgeschehen verschiedenste Rollen ein und bieten Beziehungsangebote so an, wie die Rolle es anbieten würde oder anbieten soll. Dabei sind wir uns über den Vorgang der möglichen Projektion bewusst und grenzen uns dementsprechend ab.

Die verschiedenen Beziehungsformen

In der Spieltherapie können verschiedene Beziehungsformen entstehen. Dabei ist es nicht ungewöhnlich, dass in einer Spieleinheit zwischen verschiedenen Formen gewechselt wird und die Übergänge dabei oft fließend sind. Wichtig ist aus Therapeutensicht, dies zu akzeptieren, richtig einzuordnen und in dem jeweiligen Moment passend mit dem Kind zu interagieren.

Beziehungsgestaltung in der Spieltherapie

Wichtig

Im Spiel kann das Kind den Therapeuten oder die Therapeutin schnell als Projektionsfläche nutzen. Diese bekommen z. B. eine starke emotionale Reaktion oder auch mal aggressive Impulse ab. Hier ist wichtig, dies nicht persönlich zu nehmen, sondern es zunächst ohne Wertung zuzulassen und sich entsprechend abzugrenzen. Dies kann zu Beginn noch schwerer fallen, je öfter es jedoch mit verschiedenen Kindern erlebt wird, desto klarer wird die therapeutische Bedeutung.

Häufig vorkommende Rollen, die uns als Therapeut:innen von den Kindern zugeschrieben werden:

- **Der / Die Therapeut:in als Erwachsene:r:** Zunächst sind wir Therapeut:innen erwachsene Personen. Hier kommt es darauf an, wie das Kind erwachsene Personen sowie die Dynamik zwischen Erwachsenen und Kindern bisher erlebt hat.
- **Therapeut:in als Elternersatz:** Im Spiel kommt es immer wieder vor, dass Kinder uns die Rolle einer Mutter oder eines Vaters zuschreiben. Hier gilt es, sorgfältig nachzufragen, wie das Elternteil sich im Spiel verhalten soll und zugleich, falls sinnvoll, ein alternatives Verhalten anzubieten. Beispielsweise profitieren Pflegekinder, die Erfahrungen mit wenig fürsorglichen Elternteilen gemacht haben, oft von einem Modell eines liebevoll-fürsorglichen Elternteils, angeboten durch die Therapeutin oder den Therapeuten.

Beispiel

Die Mutter wurde in ihrem Spiel unterschiedlich behandelt, passend zu Mias ambivalenten Gefühlen von dem Wunsch nach Nähe zu einer starken Abwehrreaktion und Wut. Mal wurde die Mutter im Spiel also bekocht und beschenkt, sogar wie eine Königin behandelt, dann wieder wurde sie abgewertet und in ein Gefängnis ohne Essen und Trinken eingesperrt. Die Aufgabe der Therapeutin war es hier, die Rolle in den jeweiligen Momenten passend auszufüllen (Freude und Dankbarkeit über die königliche Behandlung, Wut und Verzweiflung über die Gefängnisstrafe).

- **Therapeut:in als bindungssichere Person und Helfer:in:** In vielen Dynamiken können wir den Kindern Bindungssicherheit anbieten sowie eine Helferfunktion einnehmen. Für manche Kinder ist es das erste Mal, dass sie dies auf diese Weise erfahren.
- **Therapeut:in als der, die oder das Böse**: Im Spielgeschehen kann es vorkommen, dass Kinder uns die Rolle einer negativ besetzten Rolle zuschreiben, beispielsweise als die böse Fee oder ein Dieb. Hier ist es wichtig, dass das Kind im Spiel das Gefühl von Kontrolle behält und zugleich negativ besetzte Impulse gegen uns Therapeut:innen in der entsprechenden Rolle auf Spielebene adäquat ausspielen darf, beispielsweise in einem Machtumkehrspiel.

Anforderungen an Spieltherapeut:innen

Eine wichtige Kompetenz für Spieltherapeut:innen ist, sich ganz auf ein vom Kind vorgegebenes Thema einzulassen und sich als Spielpartner:innen zur Verfügung zu stellen, dabei mit dem Kind im Hier-und-Jetzt zu sein, zugleich jedoch die Situation auf einer Metaebene zu betrachten und mitzudenken, was gerade hilfreich sein könnte oder was das Kind brauchen könnte, um sich sicher zu fühlen oder die Spielszene auf eine hilfreiche Weise weiterzuentwickeln. Beispielsweise kann das Einbringen von psychoedukativen Elementen in ein Spielgeschehen bei Kindern ganz anders andocken, als es vielleicht in einem Gespräch möglich wäre.

Emotionale Anforderungen:
- starke Emotionen aushalten und miterleben oder begleiten können: Koregulation
- Konfrontation mit eigenen Themen erkennen und gegebenenfalls aushalten oder sich abgrenzen: Unterscheiden zwischen alten Gefühlen, die aufkommen können, und der Hier-und-Jetzt-Situation mit dem Kind
- Vorbild sein in eigener Regulation, Emotionsregulationsstrategien in konkreter Situation mit dem Kind ausprobieren
- hilfreicher Umgang mit Grenzen des Kindes sowie eigenen Grenzen
- sich als Projektionsfläche zur Verfügung stellen und Gefühlsreaktionen des Kindes annehmen, ohne sich persönlich angegriffen zu fühlen
- zuversichtliche Haltung einnehmen
- dem Kind signalisieren, dass es Anteile in sich hat, die in der Situation helfen können

Anforderungen auf kognitiver Ebene:
- Gedankenmuster und Gefühlserleben der Kinder verbalisieren und spiegeln
- Spiegeln und Aufzeigen von übergeordneten Themen, die im Spiel deutlich werden
- Anbieten von Lösungsideen, Hilfe zur Selbsthilfe (gemeinsam Ideen sammeln, nach Ideen des Kindes fragen – diese in eine hilfreiche Richtung verstärken)
- Anbieten von Helferfiguren
- Einbauen von psychoedukativen Elementen, wenn dies gerade gut passt

Spielkompetenzen:
- die Energie des Kindes aufnehmen und in der gleichen Intensität als Spielpartner:in zu interagieren (oder bewusst mit mehr oder weniger Intensität zu antworten)
- in verschiedene Rollen schlüpfen und sich damit wohlfühlen, in unterschiedlichen Stimmen zu sprechen, sich entsprechend der Rolle zu bewegen und zu verhalten – eine passende Mimik zu zeigen, vielleicht auch teilweise die Mimik und Gestik groß machen.
- spontan Humor in Situationen bringen können, um das Kind zum Lachen zu bringen und dadurch Anspannung abzubauen (Quatsch machen).
- sich ganz einlassen und den Anweisungen des Kindes zunächst ohne Scheu folgen (außer natürlich, eine persönliche Grenze wird spürbar)
- eine gewisse Spielfreude

Anforderungen an Spieltherapeut:innen

Einen hilfreichen Umgang mit Grenzen entwickeln

In der Spieltherapie kann es zwischen Kind und Therapeut:in zu Situationen kommen, in denen körperliche oder emotionale Grenzen spürbar werden. Hier ist wichtig, sich über die eigenen Grenzen bewusst zu sein und diese klar zu kommunizieren und – falls nötig – zu verteidigen. Zugleich ist eine wichtige Aufgabe der Therapeut:innen, die Grenzen des Kindes gut wahrzunehmen oder zu erfragen. Für manche Kinder kann es eine eindrückliche und wichtige Erfahrung sein, dass eigene Grenzen von einer erwachsenen Person zuverlässig eingehalten werden.

Beispiel • Über Grenzen sprechen

- Das ist super, dass du mir das sagst. Ich werde dich nicht noch mal kitzeln, außer du bittest mich darum oder sagst ja, wenn ich frage.
- Stopp, das ist mir zu nah an meinem Gesicht. Schau mal, so ist ein guter Abstand, damit ich mich wohlfühle.
- Du möchtest nicht, dass ich in die Höhle komme. Das ist okay. Ich bleibe hier draußen.
- Ich möchte nicht an meiner Brust angefasst werden, das ist ein privater Bereich. Du kannst mich hier an der Schulter anfassen. Das ist für mich okay.
- Es ist mir wichtig, dass keine Dinge im Spieltherapiezimmer kaputtgehen. Wenn du so viel Wut hast, dass du etwas kaputt machen möchtest, habe ich den Vorschlag, dass wir zusammen nach etwas suchen, was du kaputt machen könntest. Hast du eine Idee?
- Das war zu fest für einen Spielkampf. Schau mal, du kannst auch nur so tun, als ob du fest zuschlägst, sogar ohne mich zu berühren. Magst du es mal probieren?
- Ich würde sagen, wir legen jetzt erst mal ein Seil als Grenze hier auf den Boden. Brauchen wir Regeln, in welchem Fall man die Grenze überschreiten darf und wann nicht?
- Für meinen Ritter ist es ganz wichtig, dass seine Grenzen eingehalten werden, damit er sich sicher fühlen kann. Denkst du, wir können es so spielen, damit er sich sicher genug fühlt?

AB 10 • R

Selbstreflexion: Anforderungen an Spieltherapeut:innen

Die Anforderungen an Spieltherapeut:innen sind komplex.

Kreuzen Sie an, wie Sie sich zum aktuellen Zeitpunkt einschätzen, und finden Sie heraus, an welchen Fähigkeiten Sie noch arbeiten könnten.

Emotionale Anforderungen:

- ☐ starke Emotionen aushalten und miterleben oder begleiten können: Koregulation
- ☐ Konfrontation mit eigenen Themen erkennen und gegebenenfalls aushalten oder sich abgrenzen – Unterscheiden zwischen alten Gefühlen, die aufkommen können, und der Hier-und-Jetzt-Situation mit dem Kind
- ☐ Vorbild sein in eigener Regulation, Emotionsregulationsstrategien in konkreter Situation mit dem Kind ausprobieren
- ☐ hilfreicher Umgang mit Grenzen des Kindes sowie eigenen Grenzen
- ☐ sich als Projektionsfläche zur Verfügung stellen und Gefühlsreaktionen des Kindes annehmen, ohne sich persönlich angegriffen zu fühlen
- ☐ zuversichtliche Haltung einnehmen
- ☐ dem Kind signalisieren, dass es Anteile in sich hat, die in der Situation helfen können

Anforderungen auf kognitiver Ebene:

- ☐ Gedankenmuster und Gefühlserleben der Kinder verbalisieren und spiegeln
- ☐ Spiegeln und Aufzeigen von übergeordneten Themen, die im Spiel deutlich werden
- ☐ Anbieten von Lösungsideen, Hilfe zur Selbsthilfe (gemeinsam Ideen sammeln, nach Ideen des Kindes fragen – diese in eine hilfreiche Richtung verstärken)
- ☐ Anbieten von Helferfiguren
- ☐ Einbauen von psychoedukativen Elementen, wenn dies gerade gut passt

Spielkompetenzen:

- ☐ die Energie des Kindes aufnehmen und in der gleichen Intensität als Spielpartner:in zu interagieren (oder bewusst mit mehr oder weniger Intensität zu antworten)
- ☐ in verschiedene Rollen schlüpfen und sich damit wohlfühlen, in unterschiedlichen Stimmen zu sprechen, sich entsprechend der Rolle zu bewegen und zu verhalten – eine passende Mimik zu zeigen, vielleicht auch teilweise die Mimik und Gestik groß machen.
- ☐ spontan Humor in Situationen bringen können, um das Kind zum Lachen zu bringen und dadurch Anspannung abzubauen (Quatsch machen).
- ☐ sich ganz einlassen und den Anweisungen des Kindes zunächst ohne Scheu folgen (außer natürlich, eine persönliche Grenze wird spürbar)
- ☐ eine gewisse Spielfreude

AB 11 • Ⓡ

Selbstreflexion: Mit welchen Kindern komme ich leicht in Kontakt?

Beantworten Sie für sich die folgenden Fragen:

Wie ist ein Kind, zu dem ich leicht einen Kontakt aufbauen kann?

....

....

....

Welche Gefühle lösen diese Kinder, mit denen ich schnell und leicht in Kontakt komme, bei mir aus?

....

....

Wie ist ein Kind, das mir eher fremd ist? Zu dem ich nicht direkt einen Zugang finde? Bei dem es mir schwerer fällt, mich einzufühlen?

....

....

....

Welche Gefühle lösen diese Kinder, mit denen ich weniger leicht in Kontakt komme, bei mir aus?

....

....

Meine Ideen und Gedanken, wie dies mit meiner eigenen Geschichte zusammenhängen könnte:

....

....

....

Selbstreflexion: Meine aktuellen therapeutischen Beziehungsangebote

Dieses Arbeitsblatt unterstützt Sie als Psychotherapeut:in dabei, Ihre eigene Haltung, Ihr Verhalten und Ihre Beziehungsgestaltung im Kontext von Bindung zu reflektieren. Es basiert auf dem Wissen, dass sichere therapeutische Beziehungen zentrale Wirkfaktoren in der spieltherapeutischen Arbeit mit Kindern darstellen.

Beantworten Sie die folgenden Fragen, um Ihre aktuellen therapeutischen Beziehungsangebote zu reflektieren.

Meine Beziehungsangebote an das Kind:
- Wie würde ich meine Bindungsangebote an Kinder beschreiben?
- Wie stehe ich zum Thema Körperkontakt mit einem Spieltherapiekind?
- Was sind meine persönlichen Grenzen? Wie kann ich diese in der Spieltherapie bewahren und dem Kind verdeutlichen?

Bindungssignale erkennen und beantworten
Bitte denken Sie an ein konkretes Kind in Ihrer aktuellen oder vergangenen therapeutischen Arbeit und beantworten Sie folgende Fragen:

Welche Bindungssignale zeigt dieses Kind (z. B. Suche nach Nähe, Rückzug, Kontrolle)?

....

....

Wie habe ich auf diese Signale reagiert – emotional, sprachlich, im Spiel?

....

....

Gab es Situationen, in denen das Kind mein Angebot nicht annehmen konnte oder wollte? Wie habe ich das interpretiert?

....

....

Selbstreflexion: Meine aktuellen therapeutischen Beziehungsangebote

Was bedeutet für mich eine sichere therapeutische Beziehung in der Spieltherapie?
- Wie gestalte ich in meinem Setting Sicherheit: räumlich, emotional, strukturell?
- Wie gehe ich mit Nähebedürfnis vs. Rückzug um?
- Wie wahre ich Grenzen und respektiere Autonomie?

....

....

....

Für mich schwierige Situationen
- Schwierig wird es für mich, wenn das Kind in der Beziehung …
- Abgrenzen muss ich mich vor allem, wenn …

....

....

....

Was nehme ich aus dieser Reflexion für meine spieltherapeutische Arbeit mit?

....

....

Bitte notieren Sie drei konkrete Impulse oder Veränderungswünsche:

....

....

....

6 Was sind die wichtigsten Techniken in der Spieltherapie?

Die spieltherapeutische Arbeit mit Kindern und Jugendlichen lebt von einem methodisch vielseitigen Repertoire, das sich flexibel an den Entwicklungsstand, die psychische Symptomatik, die Beziehungsdynamik und die Zielsetzung der Behandlung anpassen lässt. Dabei steht nicht die Methode im Vordergrund, sondern die bewusste, empathische Beziehungsgestaltung und die Auswahl geeigneter Interventionen im richtigen Moment. Dieses Kapitel bietet einen praxisnahen Überblick über die wichtigsten spieltherapeutischen Interventionen.

Die Kenntnis der wichtigsten Techniken hat für Therapeut:innen mehrere Funktionen. Zum einen schafft sie ein Repertoire, das es ermöglicht, flexibel auf unterschiedliche Entwicklungsstufen, Persönlichkeitsstrukturen und Störungsbilder zu reagieren. Zum anderen hilft sie, das eigene therapeutische Handeln zu reflektieren und bewusst zu gestalten: Welche Technik wähle ich und warum? Gerade in der Spieltherapie, in der Intuition und Beziehungsgestaltung eine zentrale Rolle spielen, man sich jedoch als Therapeut:in auch im Spiel des Kindes verlieren kann, ist das Wissen um methodische Grundlagen und mögliche Interventionen wichtig.

Die wichtigsten Techniken der Spieltherapie dienen immer dazu,

- Kinder in ihrem Spiel zu begleiten,
- ihre Entwicklung zu unterstützen,
- emotionale Sicherheit zu schaffen und
- Selbstwirksamkeit zu fördern.

Entscheidend ist dabei die Qualität der therapeutischen Beziehung und das Verständnis für die symbolische Bedeutung des Spiels.

Neben einem kurzen Theorierahmen stehen vor allem konkrete Techniken, Übungen und Materialien im Mittelpunkt. Die enthaltenen Informations- und Arbeitsblätter sollen dabei helfen, Interventionen strukturiert vorzubereiten, individuell anzupassen und fachlich fundiert einzusetzen.

Informations- und Arbeitsmaterial dieses Kapitels

INFO 19 Spieltherapeutische Basisinterventionen
Auf diesem Informationsblatt werden die grundlegenden spieltherapeutischen Interventionen vorgestellt.

INFO 20 Regieeinweisungen einholen in der Spieltherapie
Dieses Informationsblatt enthält Ideen und Anregungen, wie Regieanweisungen von Kindern so eingeholt werden können, dass es dem spieltherapeutischen Prozess dienlich ist.

INFO 21 Besondere Spielformen im therapeutischen Setting
Auf diesem Informationsblatt werden einige besondere Spielformen vorgestellt, die Spieltherapeut:innen kennen sollten. Dabei handelt es sich beispielsweise um die Machtumkehrspiele oder Spielinhalte zum Thema *Regressives Verhalten.*

INFO 22 Spielkämpfe gestalten
Auf diesem Informationsblatt wird erklärt, wie Spielkämpfe in der Spieltherapie dabei helfen können, angestaute Aggressionen abzubauen oder einen passenden Umgang mit körperlichen Grenzen zu erlernen.

INFO 23 Schutzräume bauen
Dieses Informationsblatt erklärt die Techniken, wie Safe Places in der Spieltherapie angeboten werden können und wie dadurch das Sicherheitsgefühl bei Kindern gefördert werden kann.

INFO 24 Korrigierende Beziehungserfahrungen und Nachbeelterung in der Spieltherapie
Auf diesem Informationsblatt wird erklärt, wie im Rahmen der Spieltherapie eine Nachbeelterung stattfinden kann.

INFO 25 Expositionen in der Spieltherapie
Expositionen können im spieltherapeutischen Setting sowohl vorbereitet als auch durchgeführt werden.

INFO 26 Hilfreicher Umgang mit traumatischem Spiel
Dieses Informationsblatt erläutert einen hilfreichen Umgang mit traumatischem Spiel. Dabei geht es darauf ein, wie man bei Kindern überflutende Emotionen erkennen kann, um diese passend aufzufangen und zu begleiten.

AB 13 Das Gefühlsknäuel entwirren: Selbstfürsorge für Spieltherapeut:innen
Aus diesem Arbeitsblatt können Spieltherapeut:innen ihre angestauten Gefühle nach einer intensiven spieltherapeutischen Einheit reflektieren. Das Arbeitsblatt enthält eine Liste mit Ideen zur Emotionsregulation.

INFO 27 Abschlussstunden in der Spieltherapie gestalten
Auf diesem Informationsblatt werden Ideen vorgestellt, wie eine spieltherapeutische Abschlussstunde gestaltet werden kann. Dies beinhaltet Formulierungshilfen für die Vorbereitung des Kindes auf einen bevorstehenden Abschied sowie Ideen für bedeutsame Abschiedsgeschenke und Abschiedsrituale.

Spieltherapeutische Basisinterventionen

In der Spieltherapie gibt es ein Repertoire an Interventionsmöglichkeiten, um den Kindern auf Spielebene den Rücken zu stärken, ihnen Hypothesen oder Lösungsideen vorzuschlagen oder ihnen die eigenen Gefühle zu spiegeln, damit diese besser integriert werden können. Die Basics werden im Folgenden vorgestellt.

Verbalisieren (emotionaler Erlebnisinhalte)

Das Verbalisieren ist zentral in der Spieltherapie. Es bedeutet zunächst, Handlungen des Kindes, die aufgestellte Szene oder das Spielgeschehen ohne Wertung zu beschreiben. Dadurch merkt das Kind, dass wir ihm die volle Aufmerksamkeit schenken. Außerdem können wir zusätzlich emotionale Vorgänge und Gefühle des Kindes oder von Spielfiguren benennen. Dadurch unterstützen wir das Kind darin, sich selbst und das Spielgeschehen besser zu verstehen.

- »Der Polizist ist richtig wütend, dass das Krokodil sein Essen geklaut hat. Schau mal, wie der stampft. Der ärgert sich.«
- »Du freust dich, dass die Hexe die Prinzessin nicht gefangen hat.«
- »Es macht dich wütend, wenn jemand gemein ist.«

> **Wichtig**
>
> Kinder reagieren oftmals wenig auf das Verbalisieren ihrer Emotionen. Das bedeutet aber nicht, dass sie es nicht hören. Wenn es hilfreich ist, verinnerlichen Kinder die Worte und Beschreibungen. Manchmal kommen sie im Laufe der Stunde darauf zurück oder man bemerkt es daran, dass sie auf Fragen nach ihren Gefühlen genauer antworten.

Strukturieren und Nachfragen

Um das Kind darin zu unterstützen, seinen inneren Konflikt oder das Spielthema sowie alle damit verbundenen Gefühle, Erfahrungen und Kognitionen zu sortieren, kann der / die Therapeut:in das Kind zu seinen Spielfiguren und der aufgestellten Szene befragen.

- »Soll das ein kleines oder ein großes Pferd sein?«
- »Wäre das ein schüchternes, vorsichtiges Kätzchen oder wäre es eher wild?«
- »Sagt der Polizist das mit strenger Stimme oder eher in nettem Tonfall?«

Spiegeln

Der / Die Therapeut:in kann dem Kind aktuelle Handlungen spiegeln. Dadurch wird dem Kind signalisiert, dass sein Verhalten okay ist und es den nächsten Schritt machen kann.

- »Du weißt gerade nicht, wie du weiterspielen magst.«
- »Du schaust dich im Zimmer um. Ist dieses Spiel fertig? Du kannst dir etwas anderes aussuchen.«

Helferfiguren anbieten

Wenn es im Spiel für eine Figur gefährlich wird und das Kind selbst keinen Impuls zeigt, daran etwas zu ändern, kann der / die Therapeut:in aktiv eine Helferfigur anbieten.

- »Oje, die Arme ist jetzt ganz allein damit. Ich glaube, die bräuchte dringend Hilfe. Können wir jemanden aussuchen, der ihr helfen kann?«
- »Könnte der vielleicht die Polizei anrufen?«

Spieltherapeutische Basisinterventionen

Ein Hilfs-Ich anbieten

Ein Hilfs-Ich anzubieten bedeutet immer, einen funktionalen Umgang mit einer Situation vorzumachen, den das Kind sich abschauen könnte. So könnte eine Therapeutin z. B. bei einem Kind mit Perfektionsanspruch die eigene Figur absichtlich Fehler machen lassen und dies dann kommentieren.

- »Schade, das hat nicht geklappt. Na ja, jeder macht mal Fehler. Wenn ich mich anstrenge, wird es nächstes Mal besser. Man kann nicht direkt alles perfekt machen.«
- »Ich hätte jetzt die Idee, das mal so auszuprobieren«

Positive Selbstinstruktionen etablieren und stärken

Um Selbstinstruktionen zu stärken, kann es hilfreich sein, eine der Spielfiguren ein stärkendes Selbstgespräch führen zu lassen.

- »Der kleine Drache sagt: Feuer spucken ist gar nicht so leicht. Aber wenn ich übe, schaffe ich es bestimmt bald schon viel besser!«
- »Das Mädchen sagt: Ich sag dem jetzt meine Meinung! Das reicht mir jetzt! So kann der nicht mit mir umgehen!«

Alternativverhalten aufzeigen

Eine schöne Möglichkeit ist, eine Figur zu spielen, die ein ähnliches Thema wie das Kind hat oder ähnliches Verhalten zeigt. Kinder finden es meist spannend, wenn sie sich in einer Figur erkennen und beobachten dann mit großem Interesse, wie diese an Probleme herangeht.

Beispiel

Der 5-jährige Jan nässt regelmäßig im Kindergarten ein. Vor Scham läuft er dann davon oder versteckt sich unter dem Tisch. Die Spieltherapeutin stellt eine Kindergartenszene auf und beginnt während des Spiels als Kind zu jammern: »Oje, jetzt habe ich in die Hose gemacht. Da ist ja schon eine riesige Pfütze auf dem Boden. Die anderen Kinder schauen schon. Da schäme ich mich aber! Am liebsten wäre ich jetzt unsichtbar! Ich laufe lieber mal weg. Ich verstecke mich mal.« Jan kichert. Die Therapeutin wiederholt das Geschehen einige Male. Dann verändert sie den Ablauf und lässt die Figur nachdenken: »Eigentlich habe ich noch eine andere Idee! Wenn ich das Pipi schnell wegmache, kann ich danach weiterspielen und muss mich nicht ewig verstecken. Ich sag kurz Bescheid.« Das Kind läuft zu einer Erzieherinnen-Spielfigur. Diese hilft dem Kind und gemeinsam machen sie den Boden sauber. Die Erzieherin sagt: »Danke fürs Bescheidsagen! Jetzt kannst du weiterspielen gehen, deine Freunde warten schon auf dich!«

Hypothesen und Vorschläge anbieten

Dem Kind können Hypothesen und Vorschläge angeboten werden. Es kann selbst entscheiden, was es davon annehmen möchte und was nicht.

- »Ich kann mir vorstellen, dass der jetzt ganz schön Angst hat, so allein.«
- »Es wäre möglich, dass der Ritter so etwas schon einmal erlebt hat.«
- »Wollte der eigentlich lieber, dass die Mutter anders reagiert?«
- »Vielleicht wünscht der sich einen Freund.«

Spieltherapeutische Basisinterventionen

Ein Spiel zur Psychoedukation nutzen

Wenn es passt, kann eine Spielfigur einer anderen Spielfigur etwas Wichtiges erklären. Wenn es das Thema des Kindes trifft, wird es die Informationen, eingebettet in ein selbst inszeniertes Spiel, gut erfassen können und konzentriert zuhören.

> **Beispiel**
>
> Die 7-jährige Clara hat grenzüberschreitendes Verhalten erlebt. In der Spieltherapie sucht sie sich die Prinzessin aus (Handpuppe). Diese wird von einem geflügelten Pferd (Spielfigur) besucht und möchte mit ihm davonreiten. Gerade als sie auf das geflügelte Pferd klettern möchte, verwandelt sich dieses in ein Krokodil (Handpuppe), das die Prinzessin fressen möchte. Die Prinzessin sagt: »Stopp«, aber das Krokodil hält die Prinzessin fest. Die Therapeutin und das Kind holen eine Helferfigur: den Polizisten. Der Polizist rettet die Prinzessin und bringt sie in Sicherheit. Dann beginnt er mit dem Krokodil zu schimpfen: »Wenn die Prinzessin Nein sagt, musst du aufhören! Es ist nicht okay, die Prinzessin dann festzuhalten. Jeder darf über seinen Körper selbst bestimmen!«

Bedeutung des Problemverhaltens durch ein Spiel verändern

Der Therapeut kann das Verhalten einer Spielfigur aktiv reframen und dem Kind damit neue Perspektiven anbieten und vormachen, wie man die Bedeutungen verändern kann.

> **Beispiel**
>
> Der 8-jährige Max fällt mit seinem motorisch unruhigen Verhalten auf. In der Therapie spielt er einen Tiger und rennt fauchend durch das Zimmer. Die Therapeutin beginnt, das Verhalten des Tigers positiv zu beschreiben: »Wow! Ich staune, wie viel Energie der Tiger hat! Der rennt immer noch.« Max kichert und freut sich zunehmend über die Kommentare. »Und wie schnell der ist! Ich wäre an seiner Stelle schon längst aus der Puste!«

Entwicklungsschritte und Erfolge spiegeln und feiern

Wichtig ist zudem, den Kindern zu spiegeln, wenn sie Fortschritte machen, beispielsweise in Verhaltensänderungen auf der Realebene. Erfolge können sowohl auf Spiel- als auch auf Realebene gefeiert werden.

- »Wow, du kannst jetzt richtig toll erzählen, wie es dir geht.«
- »Weißt du noch, am Anfang, da war es für dich schwierig, mit anderen Menschen zu sprechen. Und heute hast du dich mit meiner Kollegin auf dem Flur unterhalten, habe ich gesehen. Da wirst du immer mutiger.«

Regieeinweisungen einholen in der Spieltherapie

Regieeinweisungen einzuholen bedeutet, das Kind zu fragen, wie sich die uns zugeteilte Rolle verhalten soll. Dabei kann unterschieden werden zwischen offenen Fragen und Auswahlfragen.

- »Was soll die jetzt machen?«
- »Soll der jetzt mitgehen oder dortbleiben?«

Da sich Spieltherapeut:innen regelmäßig »Regieanweisungen« einholen müssen, um für das Kind die zugeschriebenen Rollen passend auszufüllen, kann es sinnvoll sein, sich die verschiedenen Möglichkeiten, Fragen zu stellen, noch mal anzuschauen.

Verständnisfragen

Damit das Kind seine Spielszene so inszenieren kann, wie es möchte, ist es wichtig, dass Therapeut:innen Verständnisfragen stellen, die keinen eigenen Inhalt mit in das Spielgeschehen bringen. Die Verständnisfragen dienen der Inszenierung der Spielszene und können den Spielfluss aufrechterhalten. Gerade in den ersten Spieltherapiestunden zeigen sich viele Kinder noch unsicherer oder spielen vor sich hin, ohne sich viel mitzuteilen. Die meisten Kinder gewöhnen sich jedoch schnell an die Verständnisfragen und genießen diese sichtlich – schließlich zeigt eine erwachsene Person deutliches Interesse an ihrer Gedanken- und Gefühlswelt. Sie beginnen meist von sich aus, klare Regieanweisungen zu geben oder zu erklären, wie das Spiel ablaufen soll und wie sich die Spielpartner fühlen oder verhalten. Dies hat oftmals den schönen Nebeneffekt, dass die Kinder beginnen, ihr Spiel besser zu strukturieren. Verständnisfragen können lauten:

- »Habe ich das richtig verstanden, dass der Junge jetzt eingesperrt ist?«
- »Wolltest du, dass die jetzt ein Picknick machen?«

Fragen nach sozialen Beziehungen

Wichtig ist, ein Gespür für die Beziehungen und Dynamiken der verschiedenen Akteure der Spielszene zu bekommen. Gefragt werden kann beispielsweise:

- »Wären die Freunde? Mögen die sich gerne oder eher nicht so gerne?«
- »Sind die jetzt am Streiten? Wie streiten die denn in deinem Spiel?«

Fragen nach Gefühlen

- »Was fühlt die gerade?«
- »Ist die jetzt sauer?«
- »Macht das die Prinzessin wütend?«

Fragen nach Gedanken

- »Was denkt sie darüber wohl?«
- »Wie findet er das?«
- »Denkt er, dass es stimmt, was der Räuber sagt?«

Hypothetisierende Fragen

- »Könnte es sein, dass der das gerade gar nicht möchte?«
- »Würde die vielleicht viel lieber zu Hause bleiben und es sich gemütlich machen, als mitzugehen?«

Regieeinweisungen einholen in der Spieltherapie

Wichtig

Gerade zu Beginn kann es schwerfallen, das richtige Maß an Fragen und Verbalisierungen zu finden. Keine Sorge, dafür werden Sie mit der Zeit ein Gefühl entwickeln! Lassen Sie sich nicht verunsichern, wenn ein Kind beispielsweise sagt: »Du bist ja wie ein Papagei« oder »So viele Fragen, das musst du jetzt schon selbst entscheiden!« Das kann vorkommen, schadet der therapeutischen Beziehung aber nicht. Vielleicht können Sie es als Einladung des Kindes sehen, hier noch mehr zu üben. Zudem gibt es immer mal wieder Kinder, die das auch bei erfahrenen Spieltherapeut:innen sagen. Überlegen Sie hier, welches Bedürfnis dahinterstehen könnte und wie eine Anpassung des Therapeutenverhaltens aussehen kann.

Besondere Spielformen im therapeutischen Setting

Machtumkehrspiele

Bei einem Machtumkehrspiel tut der Erwachsene so, als wäre er ängstlich, schwach, begriffsstutzig oder ungeschickt. Für das Kind entsteht dadurch ein Gefühl von Kontrolle. Das Machtverhältnis (da im Alltag der Erwachsene oft Entscheidungen trifft und die Führung übernimmt) wird umgekehrt. Viele Kinder genießen Machtumkehrspiele und lachen, sobald sie ihre Eltern oder andere Bezugspersonen in dieser untergeordneten Rolle erleben. Möglicherweise angestauter Stress, z. B. aufgrund von Regeln im Familienalltag, kann spielerisch abgebaut werden. Die Kooperationsbereitschaft des Kindes wird durch diese Erfahrung gefördert. Wichtig ist bei einem Machtumkehrspiel, dass der Spaß im Vordergrund steht und für das Kind in jedem Moment spürbar wird, dass der Erwachsene sich auf Spielebene bewegt und mit den Spielhandlungen einverstanden ist.

Ideen für Machtumkehrspiele

- sich fangen und theatralisch im Kampf besiegen lassen
- ängstlich auf Handpuppen oder andere Spielfiguren reagieren, vor ihnen davonlaufen und ein Fangspiel entstehen lassen, dabei ängstlich quietschen oder um Hilfe rufen

Wichtig

Gerade bei Machtumkehrspielen geht es oft lebhaft wild zu. Manche Eltern befürchten, dass ihr Kind dadurch noch wilder oder aggressiver werden könnte. Meist ist jedoch das Gegenteil der Fall: Wenn die Kinder ihre Impulse bereits auf Spielebene ausleben konnten, zeigen sie sich im Alltag ausgeglichener, ruhiger und sind kooperativer.

Kontingenzspiele

Ein Kontingenzspiel ist eine Aktivität, in der sich das Verhalten eines Erwachsenen in Übereinstimmung mit dem Verhalten des Kindes zuverlässig wiederholt. Sie können rein zufällig entstehen oder dem Kind absichtlich angeboten werden. Die meisten Kinder lieben Kontingenzspiele, da sie Zuverlässigkeit und Sicherheit vermitteln. Das Kind fasst durch die gleichbleibenden Wiederholungen mehr Vertrauen in die Verlässlichkeit des Erwachsenen.

Wie Kontingenzspiele zufällig entstehen. Wenn ein Kind eine emotional positiv aufgeladene Reaktion eines Erwachsenen bemerkt, beispielsweise ein Lachen, weil es eine lustige Bewegung gemacht hat, versucht es oft, die Reaktion erneut hervorzurufen, indem es die Bewegung wiederholt. Je öfter das Kind die Aktivität wiederholt und die gleichbleibende Reaktion beobachtet und sich daran erfreut, desto wahrscheinlicher ist es, dass es Kontingenzspiele genießt.

Besondere Spielformen im therapeutischen Setting

Kontingenzspiele, die man Kindern anbieten kann

- Führen-und-Folgen-Spiele: Das Kind darf den Erwachsenen durch den Raum führen und dabei die Richtung vorgeben (für Mutige: mit verbundenen Augen führen lassen), das Kind darf auf dem Rücken des Erwachsenen sitzen und diesen durch Antippen wie ein Pferd durch den Raum lenken
- Kommando-Spiele: Bei Kommando-Spielen folgt auf ein bestimmtes Kommando eine gleichbleibende Reaktion. Der Fantasie sind keine Grenzen gesetzt! Bekannte Kommando-Spiele sind beispielsweise »Alle Vögel fliegen hoch« oder »Kommando Bimberle«.
- Stups-Spiel: Stupst das Kind gegen die rechte Wange, macht der Erwachsene ein fröhliches Gesicht, bei einem Stups gegen die linke Wange verzieht der Erwachsene das Gesicht vor Wut usw.

Nonsensspiele

Nonsensspiele sind Spiele, in denen der Erwachsene und das Kind offenkundig absurdes Verhalten zeigen, um gemeinsam darüber zu lachen. Gerade Alltagssituationen, die bereits oft angespannt verlaufen oder in denen das Kind unter Druck gerät, lassen sich durch Nonsensspiele gut auflockern und entspannen. Wenn plötzlich nicht nur die Zähne, sondern der ganze Körper mit der Zahnbürste geputzt werden muss, sorgt der Kicheranfall des Kindes garantiert für eine Entspannung der Situation. Erlaubt ist alles, solange das Kind sich wohlfühlt und herzlich über die Albernheiten lachen kann. Oftmals sind die Kinder danach viel kooperativer, da sie sich verbunden und gesehen fühlen. Oftmals leiten Kinder Nonsensspiele von selbst ein – oder anders ausgedrückt: Sie machen Quatsch. Statt zu maßregeln, könnten Sie versuchen, ab und zu darauf einzusteigen und beobachten, ob sich etwas im Verhalten des Kindes verändert.

Trennungsspiele

Trennungsspiele sind Spiele, bei denen Sie aktiv und absichtlich eine kurzfristige Distanz zu dem Kind schaffen. Sie können aus dem Blickfeld des Kindes verschwinden oder kurz weggehen. Am wichtigsten ist der Moment der Wiedervereinigung. Hier darf sich gefreut und gemeinsam gelacht werden. Gerade für Kinder, die Schwierigkeiten haben, sich zu trennen, sind Trennungsspiele eine gute Möglichkeit, Ängste abzubauen und sich spielerisch an Trennungen zu gewöhnen. Mit zunehmendem Alter können die Zeiten der Trennung verlängert werden, beispielsweise indem man beim Versteckspiel ein schwierigeres Versteck wählt und das Kind dadurch länger suchen lässt. Kinder im Alter von 6 Monaten bis 2 Jahren lieben Trennungsspiele, wie beispielsweise »Guck-guck-da«. Das Lachen löst die innere Anspannung auf, die entwicklungsbedingte Trennungsängstlichkeit.

Ideen für Trennungsspiele

- Guck-guck-Spiele
- Verstecken spielen
- einen beliebten Gegenstand oder ein Kuscheltier unter einer Decke verschwinden und dann wieder auftauchen lassen

Besondere Spielformen im therapeutischen Setting

Regressionsspiele

Manche belasteten Kinder reagieren auf neue Herausforderungen mit regressivem Verhalten. Aus Überforderung heraus ziehen sie sich auf niedrigere Entwicklungsstufen zurück, um etwas nachzureifen und Mut für die nächsten Schritte zu sammeln. Sie laden ihre Akkus wieder auf.

Auslöser für regressives Verhalten sind oft einschneidende Lebensereignisse oder bevorstehende Entwicklungsaufgaben, z. B.:

- Geburt eines Geschwisterkindes
- anstehender Wechsel vom Kindergarten in die Schule
- anstehende Sauberkeitserziehung
- Verlust eines Familienmitgliedes, Haustieres
- Veränderungen im Familienalltag, veränderte Routinen

Daran kann man regressives Verhalten erkennen:

- Das Kind spricht plötzlich in Babysprache und verstellt passend dazu seine Stimme (spricht beispielsweise mit hoher, piepsiger Stimme).
- Das Kind fordert bei Aufgaben, die es bereits selbstständig bewältigen kann, plötzlich wieder Unterstützung ein und reagiert klagend und gekränkt, wenn ihm diese nicht gewährt wird.
- Das Kind sucht viel Körperkontakt und möchte oft gehalten und getragen werden.

Wichtig

Regressives Verhalten ist kein Grund, sich Sorgen zu machen! Im Gegenteil: Das Kind wählt einen gesunden Weg, mit seinen Gefühlen von Überforderung und Anstrengung umzugehen. Es signalisiert uns Erwachsenen: Ich habe gerade ein aktuell starkes Bedürfnis, umsorgt zu werden. Wenn wir auf die Einladung des Kindes eingehen und das regressive Verhalten im Spiel zulassen, wird es im Alltag schon bald wieder mehr altersentsprechende Anteile zeigen können und sich für neue Entwicklungsaufgaben bereit fühlen.

Wichtig ist, auf regressives Verhalten nicht verärgert oder strafend zu reagieren, etwa: »Du bist doch schon groß«, »Sei kein Baby«, »Wenn du weiter mit Babystimme sprichst, gibt es Ärger«. In diesem Fall würde das Kind beginnen, seine Impulse sowie aufkommende Gefühle zu unterdrücken und lernen: Es ist nicht okay, ein regressives Verhalten zu zeigen und dadurch ein Bedürfnis auszudrücken. Stattdessen können Sie sagen: Fühlst du dich manchmal noch klein? Soll ich dich mal ein bisschen in den Arm nehmen?

Ideen für Regressionsspiele

- Kind wie ein Baby / kleineres Kind behandeln: im Arm halten, wiegen, etwas vorsingen
- Kind mit einer echten oder imaginären Babyflasche füttern
- Kind beim Anziehen helfen, es auf den Schoß nehmen
- körpernahe Spiele oder Massagen anbieten
- auf Vorschläge oder Bitten des Kindes eingehen
- beliebte Mutter-Kind-Spiele anbieten

INFO 22 • E

Spielkämpfe gestalten

Wenn sich in einer spieltherapeutischen Sequenz ein Kampf ergibt, kann dieser dafür genutzt werden, den Umgang des Kindes mit Grenzen und dem Gespür für Nähe und Distanz zu beobachten und zu thematisieren. Gerade bei Kindern, die bereits Grenzverletzungen erlebt haben, können Spielkämpfe, bei denen eigene Grenzen gewahrt werden, einen wichtigen Lerneffekt haben.

Wichtig ist, dem Kind die Regeln eines Spielkampfes klar zu kommunizieren, um Orientierung anzubieten: »Wir können im Spiel kämpfen, aber es ist wichtig, dass wir uns nicht in echt wehtun. Bitte achte außerdem darauf, keine Dinge aus dem Spielzimmer kaputt zu machen.«

Beispiel

Der 6-jährige Max fällt im Kindergarten immer wieder mit Wutanfällen und Impulsdurchbrüchen auf. In der Spieltherapie inszeniert er sich als starken Ritter, dem keiner etwas kann. Die Therapeutin soll einen feindlichen Ritter spielen, der versucht, einen Schatz zu stehlen. Sobald die Therapeutin sich nähert, beginnt Max, wild mit dem Schwert zuzustechen. Die Therapeutin stoppt und erklärt auf Realebene, dass er sie nur im Spiel verletzen darf, aber nicht in echt. Als es weitergeht, lässt sie sich dramatisch auf den Boden fallen und jammert über ihre Verletzungen. Max triumphiert und beginnt im Verlauf des Spiels, die Impulse besser zu regulieren.

Bewegung lockert Situationen auf

Ein toller Nebeneffekt von Spielkämpfen ist, dass sie eine auslockernde Dynamik entwickeln können. Der/Die Therapeut:in kann beispielsweise panisch davonrennen und sich von dem Kind durch das Zimmer jagen lassen. Kinder können hierbei viel Anspannung und Stress loslassen und zeigen sich danach oftmals zugewandter.

Wichtig

Wenn Kinder sich in Spielkämpfen überwiegend grenzverletzend zeigen und beispielsweise versuchen, gezielt intime Körperteile zu treffen, sollte dies sensibel, aber deutlich gestoppt und besprochen werden. Möglicherweise hat dieses Kind selbst Grenzverletzungen erlebt.

INFO 23 • E

Schutzräume bauen

Für Kinder, die ein reduziertes Sicherheitsgefühl aufweisen oder sich in einer vergangenen oder aktuellen Situation ausgeliefert und ungeschützt fühlen, kann es wertvoll sein, gemeinsam Schutzräume in der Therapie zu bauen.

Beispiel

Der Bau eines Schutzraums kann folgendermaßen angeleitet werden: »Schau mal, hier sind ganz viele Materialien zum Bauen. Versuche mal, aus diesen Dingen ein Haus oder eine Höhle zu bauen! Wichtig ist, dass es ein sicherer Ort ist, an dem du dich wohl und geborgen fühlst.«

Der Ort, den das Kind gebaut hat, kann uns Informationen über das aktuelle Erleben des Kindes geben. Hat der Ort ein schützendes Dach? Ist es gemütlich eingerichtet worden? Wirkt der Ort einladend? Wichtig ist außerdem, darauf zu achten, wie das Kind auf den Ort reagiert. Wirkt es angespannt oder entspannt? Möchte es allein oder in Begleitung der Therapeutin hinein?

Der nächste Schritt könnte sein, das Kind zu dem Ort zu befragen: »Ist dieser Ort jetzt sicher genug?«, »Fühlst du dich hier drin wohl?«, »Gefällt dir dein Haus / deine Höhle?« Äußert das Kind, dass es noch nicht sicher genug sei, ist es wichtig, gemeinsam zu überlegen, was es für dieses Gefühl der Sicherheit noch bräuchte. Dabei dürfen Kinder und Therapeut:innen kreativ werden! Falls das Kind wenig Ideen dazu hat, kann der / die Therapeut:in vorschlagen:

- Alarmanlage installieren (hier können beispielsweise Seile gespannt werden oder eine Kugelbahn mit Glocken kann zum Einsatz kommen)
- Abwehrsystem bauen
- noch mehr Mauern errichten, damit niemand hindurchkommt
- Schutzzauber benutzen, beispielsweise: »Abrakadabra, simsalabein, dieser Ort ist sicher, nichts Böses kommt herein«
- Graben aus Wasser (blaue Tücher) oder eine schützende Feuerwand (rote Tücher) um das Haus herum bauen
- Helferfiguren oder Helfertiere einsetzen, die beschützen können (beliebt sind Wölfe, Löwen oder Drachen – in der Vorstellung oder Kuscheltiere / Handpuppen)

Ist die Höhle sicher genug und das Kind macht es sich darin gemütlich, können beruhigende, stärkende Sätze sinnvoll sein, die man wie nebenbei in das Spielgeschehen einfließen lassen kann. Oftmals beginnen die Kinder, diese Sätze nachzusprechen und in darauffolgenden Spielen als eine Art stärkende Selbstinstruktionen wiederzuverwenden. Solche Sätze können sein:

- »Hier drin sind wir richtig sicher. / Hier drin bist du richtig sicher.«
- »Wir können uns von hier gut verteidigen. / Du kannst dich von hier gut verteidigen.«
- »Jetzt haben wir alles unter Kontrolle. / Jetzt hast du alles unter Kontrolle.«
- »Hier kann niemand einfach hineinkommen.«
- »Wir können nun entscheiden, wen wir hineinlassen wollen und wen nicht.«

Korrigierende Beziehungserfahrungen und Nachbeelterung in der Spieltherapie

Korrigierende Beziehungserfahrungen

In der Therapie können wir dem Kind einen sicheren Hafen anbieten und ihm korrigierende Beziehungserfahrungen ermöglichen. Indem wir auf Spielebene, aber auch auf realer Interaktionsebene für die adäquate Beantwortung von Bedürfnissen sorgen, können wir – bei Kindern, die dies nicht oder nur unzureichend erlebt haben – zu einem neuen Modell werden.

Nachbeelterung

Bei der Nachbeelterung werden die Kinder oder deren Spielfiguren auf Spielebene versorgt. Wichtige Erfahrungen, die die Kinder in den ersten Lebensmonaten vielleicht verpasst haben, können auf diese Weise nachgeholt werden.

Beispiel

Die 3-jährige Lara ist seit 8 Monaten bei einer Pflegefamilie untergebracht, da sie von ihren Eltern stark vernachlässigt wurde. Sie zeigt viele Ängste (vor Wasser, dem Kinderarztbesuch, vor neuen Situationen, vor anderen Kindern) und eine deutliche Bindungsstörung. In der Spieltherapie versorgen die Therapeutin und Lara über viele Stunden lang die Babypuppen. In den ersten Stunden beobachtete Lara die Therapeutin mit großen Augen, wenn sie die Puppen fürsorglich in den Armen wiegt, mit fürsorglicher Stimme zu ihnen spricht oder sie vorsichtig badet. Schnell zeigt Lara Impulse, selbst die Puppen zu versorgen und imitiert dabei das Verhalten der Therapeutin. Die Puppen werden, wenn Lara in die Spieltherapie kommt, zunächst liebevoll aufgeweckt, dann gebadet (im Waschbecken mit echtem Wasser), gewickelt, umgezogen und gefüttert. Am Ende der Stunde wird es für Lara schnell ein wichtiges Ritual, sich von den Puppen zu verabschieden und ihnen zu versichern, dass sie bald wiederkommt. Einige Sätze, die die Therapeutin immer wieder angewandt hat, beginnt Lara vor sich hinzumurmeln oder den Puppen zuzuflüstern.

In den Realsituationen fällt es ihr nun viel leichter, sich selbst auf eine fürsorgliche Versorgung einzulassen. Auch beginnt sie, ihre Ängste vor Wasser abzubauen und neuen Situationen zuversichtlicher zu begegnen. Dabei nutzt sie wie selbstverständlich Sätze, die sie aus den Spielsituationen kennt. Lara beginnt, ein neues Modell von Elternfiguren zu entwickeln. Einige Male fragt sie, ob sie das Baby sein darf und lässt sich im Spiel von der Therapeutin versorgen. Sie genießt diese Form der Nachbeelterung sichtlich.

Expositionen in der Spieltherapie

Spieltherapeutische Sequenzen können wunderbar für die Vorbereitung oder Durchführung von Expositionen genutzt werden. Die Spielebene bietet hier die Möglichkeit, sich in angstauslösenden Szenarien zu üben, ohne dabei echtem Stress ausgeliefert zu sein. Das Spiel kann dann immer wieder so angepasst werden, dass das Kind zwar aus seiner Komfortzone treten und mit aufkommenden Gefühlen von Aufregung und Angst umgehen muss, jedoch ohne in eine Überforderung zu fallen – mit der Möglichkeit, das Spiel jederzeit zu stoppen und auf die Realebene zu wechseln.

Wichtig

Kinder sind clever! Intuitiv wiederholen sie Erlerntes im Spiel in der Intensität und Häufigkeit, die für sie zum aktuellen Zeitpunkt aushaltbar ist (Höfer, 2016).

Expositionen auf Spielebene

Auf Spielebene könnte eine Exposition folgendermaßen aussehen: Eine Spielfigur traut sich etwas, was das Kind sich im realen Leben noch nicht traut. Therapeutisch werden die Gedanken und Gefühle der Spielfigur verbalisiert und begleitet. Dabei können stärkende Selbstinstruktionen oder der Einsatz von Helferfiguren oder Emotionsregulationsstrategien eingesetzt werden.

Expositionen auf Realebene im spieltherapeutischen Setting

In manchen Fällen, beispielsweise bei sozial unsicheren oder stark gehemmten Kindern, kann es sinnvoll sein, als nächsten Schritt oder zusätzlich kleine Expositionen auf Realebene anzuleiten. Beispielsweise könnte an die Tür eines Kollegen oder einer Kollegin geklopft werden, um nach Bastelmaterial zu fragen, das unbedingt für die Spielstunde gebraucht wird.

Beispiel

Die 5-jährige Sophia wurde von einem Hund angegriffen. Seitdem hatte sie panische Angst vor Hunden entwickelt und begann am ganzen Körper zu zittern, sobald sie einen Hund sah. In der Spieltherapie wurden einige Stunden im Sinne der Desensibilisierung zum Thema Hund gestaltet. Es wurden Hundefiguren und Kuscheltiere angeboten sowie Regelspiele und Bilderbücher, in denen Hunde vorkamen. Die darauffolgenden Rollenspiele bestanden hauptsächlich aus Machtumkehrspielen, in denen Sophia die Rolle des Hundes spielte und ihre angestauten Gefühle durch Bewegung und gemeinsames Lachen ausdrücken konnte.

Als letzter Schritt wurde eine Exposition auf Realebene mit einem Therapiehund einer Kollegin angeboten. Die Mutter war die ganze Zeit anwesend und bekam die Aufgabe, zutrauende Signale auszusenden und Sophia zu stärken sowie Sicherheit anzubieten, beispielsweise durch Körperkontakt. Die Exposition wurde in mehreren Stunden durchgeführt. Der Hund wurde zunächst nur vom Fenster aus beobachtet, bis Sophia sich Schritt für Schritt traute, ihn schließlich zusammen mit der Mutter zu streicheln.

Hilfreicher Umgang mit traumatischem Spiel

Woran erkenne ich traumatisches Spiel?

Traumatisches Spiel ist durch eine starke Affektunterdrückung und ständige Wiederholungen geprägt. Dabei gibt es keine narrative Struktur, keine Höhepunkte und vor allem kein natürliches Ende. Meist handelt es sich um aggressive Spielinhalte. Helferfiguren oder eine Wendung zum Guten können zunächst vom Kind nicht zugelassen werden. Spielen traumatisierte Kinder mit Gleichaltrigen, kann es hingegen zu relativ realistischen Nachstellungen und übergriffigem Verhalten kommen. Auch unvorhersehbare, plötzliche Angriffe, welche eine Grenze überschreiten und oft gleich wieder abgebrochen werden, können auf ein vorliegendes Trauma hindeuten.

Wie arbeitet die traumabezogene Spieltherapie?

In der traumabezogenen Spieltherapie geht es vor allem darum, mit dem Kind eine gute innere Instanz aufzubauen, im Spielzimmer einen sicheren Ort anzubieten und dem Kind immer wieder symbolische Angebote zu machen, sodass es auf der Spielebene nach Schutzfiguren suchen und seine Themen bearbeiten kann. Dabei kann es hilfreich sein, eine Bezugsperson, oft die Mutter, in das Spiel miteinzubeziehen und ihr gezielt eine Rolle zuzuweisen, welche eine Schutzfunktion innehat.

Was ist im Kontakt mit traumatisierten Kindern wichtig?

In der Spieltherapie mit traumatisierten Kindern ist wichtig, dass das Kind in allen Situationen die Kontrolle behalten kann und sich als selbstwirksam und handlungsfähig erlebt. Die Themen Nähe und Distanz spielen dabei eine wichtige Rolle und müssen permanent von Therapeut:innen reflektiert werden. Das Kind soll durch den / die Therapeut:in gute Bindungserfahrungen sammeln dürfen, sodass es wieder lernen kann, Zuversicht und Vertrauen zu entwickeln.

Wenn ein Kind traumatisiert ist, kann es auf Spielebene zudem zu einem Wiedererleben kommen. Gefühle, die in der traumatischen Situation vorhanden waren, können sich plötzlich einstellen und eine bedrohliche Wirkung auf das Kind haben. Es gibt Kinder, die während eines Spiels getriggert werden und Flashbacks erleben. Für Spieltherapeut:innen ist es daher wichtig, zu erkennen, wenn Kinder während ihres Spiels von Emotionen überflutet werden und dann entsprechend zu intervenieren.

Mögliche Warnzeichen von überflutenden Emotionen sind:

- ausufernd wildes Spiel mit wenig Impulskontrolle
- deutliche und plötzliche Steigerung der Intensität im Spiel, eventuell auch der Lautstärke
- Kind ist wenig im Kontakt mit seinem Gegenüber, reagiert nicht mehr auf Vorschläge oder Interventionen
- starker emotionaler Ausdruck von Angst, Wut oder Verzweiflung oder kein / kaum emotionaler Ausdruck, starre Mimik
- Kind spielt wie »abgeschaltet«, roboterähnlich, zeigt Anzeichen von Dissoziation
- deutliches Überschreiten von Regeln oder (körperlichen) Grenzen des Gegenübers
- übermäßig regressives Verhalten wie Einnässen, am Daumen lutschen, wimmern, stereotype Bewegungen oder enges Zusammenrollen

Hilfreicher Umgang mit traumatischem Spiel

Hilfreicher Umgang mit überflutenden Emotionen

Wichtig ist, das Kind in seinem Spiel zu stoppen und aus seinem aktuellen Erleben herauszuholen. Dies gelingt am besten mit einer Verankerung auf der Realebene und Stabilisierungstechniken, um das Kind ins Hier und Jetzt zu holen. Ideen dazu:

- dem Kind etwas zu trinken anbieten / geben
- das Fenster öffnen und zusammen die frische Luft einatmen, Atemtechniken anbieten
- sich gemeinsam ausschütteln und / oder abklopfen
- Sicherheitsgefühle und Schutz anbieten: Je nach therapeutischer Beziehung und Alter des Kindes kann Körperkontakt angeboten werden (Kind darf sich auf den Schoß setzen, in den Arm genommen werden). Das Kind kann jedoch auch in eine Höhle klettern oder es kann ein Kuscheltier in den Arm nehmen und fest drücken dürfen.
- kindgerechte Skills anbieten: Kaltes Wasser über Hände / Arme laufen lassen, ein Eispack in den Nacken legen, einen beruhigenden Duft einatmen, ein scharfes Bonbon lutschen

Wenn die Warnzeichen früh genug erkannt werden, können Therapeut:innen zudem …

- das Tempo rausnehmen und die Intensität verringern: Die eigene Mimik, Stimme und Gestik bewusst einzusetzen und dabei zu verlangsamen, kann beruhigend auf das Kind wirken und der Situation die Bedrohlichkeit und Intensität nehmen.
- eine Spielpause einläuten und eine Emotionsregulationsstrategie zusammen anwenden, bevor weitergespielt wird.
- Helferfiguren anbieten.
- Sicherheitsgefühle im Spiel stärken, einen Safe Place anbieten.
- stärkende Selbstinstruktion anleiten.
- auf Realebene wechseln und dem Kind spiegeln, was gerade passieren könnte.
- mögliche Körpergefühle des Kindes verbalisieren und Ideen vorschlagen, was helfen könnte.
- Modell für das Kind sein.

Beispiel

- »Wow, ich merke gerade, wie mir ganz heiß wird vor lauter Aufregung. Ich glaub, ich muss mal kurz das Fenster aufmachen und mich in den kühlen Luftzug stellen. Magst du auch?«
- »Stopp mal kurz. Das finde ich gerade ganz schön heftig, was da passiert. Soll das so sein? Brauchen die Hilfe? Können wir da was machen, damit es sich besser anfühlt oder die Spielfiguren sicherer sind?«
- »Also ich brauche jetzt mal kurz einen Moment, um durchzuatmen.«
- »Ich habe das Gefühl, wir könnten mal ein Kuscheltier gebrauchen, das wir fest in den Arm nehmen. Wollen wir es probieren?«

Das Gefühlsknäuel entwirren: Selbstfürsorge für Spieltherapeut:innen

Nach den Spieltherapiestunden kann es vorkommen, dass einige der mit dem Kind erlebten Spielszenen oder Gefühle noch haften bleiben und uns durch den Tag und vielleicht sogar bis in den Feierabend begleiten. In so einer Situation kann es hilfreich sein, die folgenden Fragen zu beantworten sowie sich Strategien zur Selbstfürsorge auszusuchen oder zu überlegen.

Fragen oder Gedanken, die mir gerade noch durch den Kopf gehen:

....

....

....

So fühlt sich mein Körper gerade an:

....

....

Dazugehörige Gefühle:

....

Was möchte ich jetzt damit machen? Bitte kreuzen Sie an und ergänzen eigene Ideen:

Ideen zur Selbstfürsorge:

- ☐ ein anstrengendes Workout machen oder einen Sportkurs besuchen
- ☐ in der Natur spazieren oder joggen gehen
- ☐ mit einer wichtigen Person darüber sprechen, wie es mir gerade geht
- ☐ ein heißes Bad nehmen
- ☐ einen beruhigenden Duft einatmen, mir eine Duftkerze anzünden
- ☐ eine Massage buchen oder jemanden fragen, ob er mich massieren kann
- ☐ einen Podcast hören, beispielsweise zum Thema Selbstfürsorge oder zu dem inhaltlichen Thema der Spieltherapiestunde
- ☐ etwas über das gezeigte (Spiel-)Verhalten des Kindes recherchieren, um es besser zu verstehen
- ☐ mir therapeutische Interventionen anschauen und überlegen, welche gerade für das Kind passen und welche ich in den nächsten Stunden ausprobieren möchte
- ☐ eine Entspannungstechnik anwenden: Yoga machen, PMR oder eine Atemtechnik anwenden oder eine geleitete Meditation durchführen
- ☐ ein Buch lesen

Das Gefühlsknäuel entwirren: Selbstfürsorge für Spieltherapeut:innen

- ☐ bewusst einen Film oder eine Serie schauen, die mich beruhigt
- ☐ Komfort-Food essen
- ☐ spontan eine Aktivität machen, bei der ich im Hier und Jetzt bin
- ☐ mich an einen schönen Ort träumen
- ☐ kreativ werden: etwas malen, basteln, häkeln etc.
- ☐ ....
- ☐ ....
- ☐ ....
- ☐ ....
- ☐ ....

Wichtig

Es kann vorkommen, dass ein Spielverhalten eines Kindes ein persönliches Thema bei uns Therapeut:innen antriggert, sodass wir von Spielszenen besonders betroffen sind, uns nur schwer abgrenzen oder das Spielgeschehen nur schwer aushalten können. In diesem Fall kann ein professioneller Umgang damit sein, sich supervidieren zu lassen und zu überlegen, ob für dieses Kind ein Therapeutenwechsel in Frage kommen könnte.

Abschlussstunden in der Spieltherapie gestalten

Der Abschluss von Therapien kann für manche Kinder schwer sein. Gerade bei sehr bedürftigen Kindern, die sich in den spieltherapeutischen Einheiten viel emotional »abholen«, ist es wichtig, das Ende einer Spieltherapie gut vorzubereiten und zu begleiten. Das bedeutet, den Abschied früh genug anzukündigen und das Kind regelmäßig daran zu erinnern sowie zu erklären, warum die Spieltherapie endet. Zudem kann in der Abschiedsphase noch einmal gemeinsam zurückgeblickt und über die Inhalte des therapeutischen Prozesses gesprochen werden.

- »Ich habe dir ja schon erzählt, dass wir in zwei Wochen unsere Abschlussstunde haben. Hast du denn schon Ideen, was wir da machen wollen, um den Abschluss zu feiern?«
- »Wir feiern bald Abschied, weil du bei mir schon so viel Mut gesammelt hast. Merkst du das selbst, dass du auch zu Hause und in der Schule jetzt mutiger bist? (möglichst konkret erreichte Ziele benennen)«
- »Irgendwann enden die Spieltherapien, das geht allen Kindern so. Weißt du, was sich viele Kinder zum Abschied wünschen? Ein Abschiedsgeschenk. Du bekommst auch eins und heute wollen wir zusammen deine Urkunde ausfüllen und überlegen, was du bisher alles schon gelernt hast. Ich glaube, da wird uns viel einfallen, oder?«
- »Ich weiß noch ganz am Anfang, als du zu mir gekommen bist, da war es ja noch so *(beschreiben)* und wenn wir uns die Fotos anschauen, sehen wir auch, dass du noch viel kleiner warst. Und jetzt hat es sich ganz schön verändert und du bist so gewachsen! Wow! Ich glaube, du bist jetzt groß genug, um ganz viel selbst zu schaffen. Außerdem hast du ja deine Helfer, wie die Mama oder den Papa.«

Beispiel

Ein Mädchen, das über einen Zeitraum von zwei Jahren in die Spieltherapie kam und dabei viel Nachbeelterung erlebt hatte, zeigte sich zunächst stark verunsichert über den bevorstehenden Abschied. Je mehr dieser jedoch besprochen und vorbereitet wurde, desto gelöster und glücklicher darüber wirkte sie. Es wurde eine Abschlusskrone gebastelt und ein Abschiedsplakat an die Tür des Therapiezimmers gehängt, da sie wollte, dass alle Bescheid wissen. In der Abschlussstunde selbst wünschte sie sich alle ihre Lieblingsspiele und freute sich sehr über das Abschiedsgeschenk. Stolz erzählte sie der Mutter am Ende, was sie alles gelernt hatte, und winkte der Therapeutin beim Rausgehen lächelnd und zufrieden wirkend zu.

Abschiedsgeschenke können den Abschied für Kinder weniger schwer machen. Zudem werden dadurch die gemeinsame Zeit und das neu erlernte Wissen oder Verhalten noch einmal gewürdigt. Ein Abschiedsgeschenk kann für einige Kinder eine hohe emotionale Bedeutung haben, sodass sie es in ihrem Zimmer aufhängen oder noch Jahre später eine Geschichte dazu erzählen können.

Abschlussstunden in der Spieltherapie gestalten

Ideen für Dinge, die mitgegeben werden können

- Stärken-Urkunde, auf der gemeinsam beschrieben wird, was das Kind in der Therapie gelernt hat
- Mut-Gegenstand, beispielsweise ein angemalter Stein
- gemeinsam gebasteltes Armband mit dem Namen des Kindes oder einer stärkenden Botschaft, z. B.: »Ich bin wichtig«
- Brief von der Spieltherapeutin an das Kind
- kleines Büchlein, in das selbst gemalte Bilder oder Fotos von aufgebauten Spielszenen oder gemeinsamen Momenten in der Spieltherapie eingeklebt werden
- kleiner Gegenstand oder ein kleines Spielzeug, das sich die Kinder aus einer Schatzkiste aussuchen dürfen

In seltenen Fällen kann es vorkommen, dass eine Spieltherapie plötzlich und unerwartet beendet wird, beispielsweise weil ein Kind vom Jugendamt in Obhut genommen oder in eine andere Pflegefamilie versetzt wird. Hier kann es sich zum Wohl des Kindes lohnen, auf eine Abschlussstunde zu bestehen, da plötzliche Beziehungsabbrüche zu (Bindungs-)Traumatisierungen führen können. Falls dies nicht möglich ist, kann es eine schöne Idee sein, dem Kind zumindest ein Abschiedsgeschenk sowie einen Abschiedsbrief zukommen zu lassen.

7 Arbeit mit Bezugspersonen in der Spieltherapie

Wie in jeder Therapie mit Kindern und Jugendlichen hat die Arbeit mit Bezugspersonen in der Spieltherapie eine wichtige Bedeutung. Gerade wenn Kinder in einem stark invalidierenden Umfeld aufwachsen oder Rahmenbedingungen im Alltag wichtige Entwicklungsschritte des Kindes blockieren, sind die begleitenden Elterngespräche eine bedeutsame Ergänzung zum therapeutischen Prozess mit dem Kind.

Begleitende Elterngespräche. Im Idealfall finden die begleitenden Gespräche mit Eltern oder Bezugspersonen in einem regelmäßigen Abstand, je nach Bedarf intensiver oder weniger intensiv, statt. Inhalte können dabei sein:

- Beobachtungen zum aktuellen Entwicklungsstand, zu aktuellen Bedürfnissen und Themen des Kindes erläutern
- Veränderungen im Verhalten bei den Eltern erfragen
- Gefühl für die Situation zu Hause und die Glaubenssätze sowie Hypothesen der Eltern bekommen
- Erziehungsberatung und Unterstützung
- Einbettung der Therapie in das familiäre System

Eltern gemeinsam von der Stunde berichten. Bei manchen Eltern oder Bezugspersonen kann es sinnvoll sein, gemeinsam mit dem Kind am Ende der Stunde von den Inhalten oder therapeutischen Prozessen zu berichten. Hier ist wichtig, dies mit dem Kind vorher gut abzusprechen.

Informationsmaterial dieses Kapitels

INFO 28 Anwälte des Kindes sein

In der Spieltherapie kommt es immer wieder vor, dass Kinder von belastenden Lebensereignissen oder möglichen Gefährdungen des Kindeswohls berichten. Hier ist es wichtig, das zeitnahe Gespräch mit den Bezugspersonen zu suchen sowie bei Bedarf das Jugendamt zu informieren. Auf diesem Informationsblatt werden Ideen gesammelt, wie Spieltherapeut:innen Eltern für die Bedürfnisse von Kindern sensibilisieren können sowie in welchen Fällen der Kinderschutz im Vordergrund stehen sollte.

INFO 29 Das Spielverhalten der Kinder für Bezugspersonen übersetzen

In Elterngesprächen kann über die Spielinhalte des Kindes erzählt werden sowie eigene Ideen zum Alltagsbezug und Hypothesen erläutert werden. So geht man mit den Eltern in den Austausch und sammelt gegebenenfalls Ideen, wie die Rahmenbedingungen verändert werden können, um das Kind zu entlasten.

INFO 30 Eltern-Kind-Stunden in der Spieltherapie

Manche Kinder und deren Bezugspersonen bringt es weiter, einige Eltern-Kind-Stunden durchzuführen, in denen gemeinsam gespielt wird. Auf diesem Informationsblatt werden mögliche Ziele solcher Stunden sowie Ideen zur Gestaltung vorgestellt.

Anwälte des Kindes sein

In der spieltherapeutischen Elternarbeit müssen Therapeut:innen manchmal Anwälte des Kindes sein. Ihre Aufgaben in dieser Funktion:

- Eltern die Bedürfnisse des Kindes spiegeln
- Spielinhalte und Botschaften daraus für Eltern übersetzen bzw. so beschreiben, dass sie es einordnen können
- Themen Grenzen und Umgang mit Grenzüberschreitungen besprechen

Beispiel • Kinder schützen (z. B. vor zu hohem oder nicht adäquatem Medienkonsum)

Die Eltern der 4-jährigen Maria waren große Fans von Videospielen. Sie konnten sich stundenlang im Wohnzimmer damit beschäftigen. Maria reagierte auf die teilweise nicht adäquaten Videospielinhalte mit einer starken Angstreaktion. Die Eltern schickten sie daraufhin stets in ihr Zimmer und waren der Überzeugung, sie damit zu schützen.

Ein wichtiges Ziel in der Elternarbeit war hier, die Eltern für Marias Erleben zu sensibilisieren. Es wurde psychoedukativ erarbeitet, dass Maria beim Umgang mit ihrer Angst Unterstützung brauchte (Stichworte Koregulation und die Eltern als sicherer Hafen) sowie dass das Miterleben der nicht altersadäquaten Inhalte bereits eine Überforderung auslöste, wovor Maria unbedingt geschützt werden musste (keine angstauslösenden Videospiele mehr in Marias Anwesenheit). In diesem Fall wurde zusätzlich die Installation einer Familienhilfe begleitet, um die Eltern insgesamt mehr anzuleiten, die Bedürfnisse ihrer Tochter zu erkennen und entsprechend zu beantworten.

Kinderschutz in der Spieltherapie

Es kann vorkommen, dass Kinder in der Spieltherapie Dinge offenbaren oder in ihrem Spiel zeigen, die auf eine Gefährdung hindeuten oder diese sehr wahrscheinlich machen. Hier haben Spieltherapeut:innen die Verantwortung, dies ernst zu nehmen und mit den Bezugspersonen zu besprechen, sodass das Kind geschützt werden kann. In manchen Fällen kann dieser Prozess in einer Meldung beim Jugendamt enden, entweder auf freiwilliger Basis gemeinsam mit den Eltern oder in einer Kindeswohlgefährdungsmeldung.

Beispiel

Der 8-jährige Paul beschäftigt sich in seinem Spiel ausführlich mit dem Kaufladen. Dabei fällt der Therapeut:in schnell auf, dass er dort immer wieder Alkohol »einkauft« (»Bier bitte, Wodka bitte«), sodass sogar gemeinsam überlegt werden muss, welche der bunten Trinkflaschen aus dem Einkaufsladen jetzt für Wodka genommen werden kann. In der dritten Stunde, in der Paul dieses Spiel wiederholt, sagt er in einer anschließenden Szene über die Elternfiguren: »Die sind wieder besoffen. So wie immer. Die sind jeden Tag besoffen.« Als die Therapeutin fragt, woran Pauls Figur (ein Kind) dies merkt, beginnt er, typisches Verhalten alkoholisierter Menschen zu beschreiben: »Erst lachen die ganz viel und reden ganz laut. Dann streiten die sich und hauen. Und dann liegen die meist auf dem Sofa und schlafen ganz tief.«

Anwälte des Kindes sein

Ein wichtiger Schritt ist zudem dem Kind durch Erklärungen eine Orientierung anzubieten, gerade wenn das Verhalten von Erwachsenen eine Gefährdung darstellt.

- Es ist nicht in Ordnung, dass dein Papa dich haut. Mir ist ganz wichtig, dass es dir zuhause gut geht. Deswegen werde ich mit ihm sprechen und wir schauen, ob wir gemeinsam eine Lösung finden, damit das nicht mehr vorkommt.
- Wenn du so schlimme Albträume bekommst von den Sachen, die du im Fernseher siehst, dann bist du dafür noch zu klein. Du könntest etwas anschauen, was zu deinem Alter passt und bei dem es dir gut geht. Soll ich das mal mit deinen Eltern besprechen?

Was tun, wenn eine Gefährdung vermutet wird, aber das Kind keine eindeutigen Aussagen macht?

Wenn wir aus Spielszenen heraus die Hypothese entwickeln, es könnte eine Gefährdung vorliegen, das Kind hat dies jedoch nie direkt formuliert, kann es sinnvoll sein das Thema weiter zu explorieren, gerade da Kinder für manches Verhalten (beispielsweise beim Thema sexueller Missbrauch) noch wenig passendes Vokabular haben, um sich auszudrücken. Selbstverständlich sollte darauf geachtet werden, keinen Druck aufzubauen und lediglich ein Gesprächsangebot zu machen, welches das Kind bei Bedarf nutzen könnte.

Ideen, um mit Kindern über Körpergrenzen zu sprechen:

- Kinderbücher zu dem Thema gemeinsam anschauen und beobachten, wie das Kind reagiert, wenn erklärt wird, dass Kinder selbst entscheiden kann, ob es berührt oder umarmt werden möchte oder nicht.
- Eine Zeichnung von einem Körper zeigen und das Kind fragen, ob es mit grün alle Bereiche einzeichnen kann, in denen es von einer erwachsenen Person angefasst werden darf, beispielsweise zur Begrüßung (typischerweise malen die Kinder hier Hände, Schultern, Arme an) und rot alle Teile, die privat sind und nicht angefasst werden dürfen.
- Kinderbücher zum Thema sexueller Missbrauch anschauen und beobachten, ob das Kind Reaktionen zeigt, sich übermäßig für das Buch interessiert oder etwas dazu erzählen möchte.

Gestaltung von Elterngesprächen, wenn eine Gefährdung im Raum steht

Die an entsprechende Spieltherapiestunden folgenden Elterngespräche können herausfordernd sein. Ein Vorteil ist jedoch, dass Therapeut:innen zunächst ohne jegliche Wertung Spielsequenzen schildern können. Die Reaktionen der Eltern fallen unterschiedlich aus, oft jedoch zeigt sich hier bereits, auf welche Art die Eltern oder Bezugspersonen das Spielgeschehen interpretieren.

Wichtig

Die Botschaft an Eltern: Dieses Thema hat mir Ihr Kind im Spiel gezeigt. Ich möchte, dass es Ihrem Kind gut geht, und ich habe als Therapeut:in einen Schutzauftrag. Daher möchte ich gerne darüber sprechen, wie wir das Kind schützen können oder was es brauchen könnte, um die Situation entsprechend zu verändern.

INFO 29 • E

Das Spielverhalten der Kinder für Bezugspersonen übersetzen

Wenn es dazu kommt, dass Eltern oder andere Bezugspersonen eine spieltherapeutische Situation beobachten, reagieren sie oft irritiert, gerade wenn Kinder in möglicherweise aggressiven oder destruktiven Impulsen nicht begrenzt werden. Hier ist es wichtig zu erklären, dass eine spieltherapeutische Einheit keinen Erziehungsauftrag im klassischen Sinne hat, sondern der Ausdruck inneren Erlebens im Vordergrund steht und Impulse des Kindes jeder Art zunächst einmal sein dürfen.

Sorgen der Eltern auffangen

Es gibt Eltern, die sich Sorgen machen, dem Kind werde in der Spieltherapie signalisiert, jedes Verhalten sei in Ordnung, z. B. auch aggressives Verhalten. Hier kann darüber aufgeklärt werden, dass Kinder sehr gut zwischen der Realebene und der Spielebene unterscheiden können und es sogar sein kann, dass aggressive Impulse auf Realebene abnehmen, da sie im Spiel ausgelebt und dadurch bearbeitet werden konnten.

Umgang mit wertenden Kommentaren oder Moralisierungen von Eltern

> **Beispiel**
>
> Die 5-jährige Sophia war auf einem Spielplatz plötzlich und unerwartet von einem herumlaufenden Hund gebissen worden. Sie zeigte seit diesem Zeitpunkt eine erhöhte Ängstlichkeit und panische Reaktionen allen Tieren gegenüber. In den ersten Spieltherapiestunden war aufgrund einer zudem vorliegenden Trennungsängstlichkeit die Mutter anwesend. Sophia griff beim Spiel mit dem Puppenhaus schnell zu einer Hundefigur und ließ diese das gesamte Haus zerstören. Dabei jaulte und bellte sie ausführlich und genoss dieses Machtumkehrspiel sichtlich. Die selbst zur Ängstlichkeit und Anpassung neigende Mutter zeigte eine starke emotionale Reaktion auf das Spielverhalten ihrer Tochter. Ihre Körpersprache signalisierte Abwehr sowie Impulse, in Sophias Spiel einzuschreiten und sie zu begrenzen.

- »Dieses Spielverhalten sehen wir oft bei Kindern, die Situationen erlebt haben, in denen sie sich hilflos gefühlt haben. Es hilft dem Kind dabei, die Situation zu verarbeiten und kann daher als gesunder Impuls gewertet werden.«
- »Es überrascht mich nicht, dass Ihr Kind das spielt. Wir können gerne im nächsten Elterngespräch mehr darüber sprechen.«
- »Das wirkt auf mich tatsächlich sehr altersentsprechend und passend.«
- »Ich sehe ein typisches Entwicklungsthema in diesem Spiel.«

Besprechen von Spielverhalten in Elterngesprächen:

- Erklären des Spielverhaltens anhand aktuell anstehender Entwicklungsaufgaben
- Gemeinsames Hypothesensammeln mit Eltern, wie ein Alltagsbezug hergestellt werden kann oder welche Themen oder Bedürfnisse das Kind im Spiel ausdrücken könnte
- Ideensammlung, wie die aktuell ausgedrückten Themen und Bedürfnisse des Kindes im Familienalltag bearbeitet / beantwortet werden können
- Überlegen, welche Rahmenbedingungen es für das Kind brauchen könnte, damit Belastungserleben reduziert werden kann

Eltern-Kind-Stunden in der Spieltherapie

Es gibt viele Kinder, die stark davon profitieren, wenn ein Elternteil oder eine andere wichtige Bezugsperson bei einer Sitzung im Rahmen einer Spieltherapie dabei ist.

Ideen für die Gestaltung gemeinsamer Spielstunden

Eine Eltern-Kind-Spielstunde kann, wie die Spieltherapie selbst, recht frei gestaltet werden. Die Kinder bringen oft viele Impulse und Spielideen ein, die zum aktuellen Thema passen. Ansonsten kann angeboten werden:

- gemeinsames Bauen eines gemütlichen und sicheren Ortes im Therapieraum
- gemeinsames Malen eines Familienbildes
- gemeinsames Lösen eines Rätsels
- gemeinsames Spielen von Regelspielen / Therapiespielen (z. B. zum Thema Gefühle)

Ziele gemeinsamer Spielstunden

- Stärkung der Eltern-Kind-Beziehung
- gemeinsames Bearbeiten einer gemeinsamen Erfahrung
- Aufbau eines Sicherheitsgefühls, verknüpft mit einem Elternteil
- gemeinsames Nachholen einer wichtigen Erfahrung
- gemeinsames Sprechen über Gefühle

Beispiele

Die Eltern des 6-jährigen Laurenz hatten beide mit wiederkehrenden depressiven Episoden zu kämpfen, die den Familienalltag anstrengender machten. Da das Stresslevel der Eltern immer erhöht schien, bekam Laurenz von ihnen für sein ohnehin eher motorisch unruhiges und impulsives Verhalten oft Ärger. Es fehlte ihm deutlich an positiver Rückmeldung. Sein Selbstwertgefühl litt stark darunter. In den Spieltherapiestunden, die immer abwechselnd mit einem der Elternteile stattfanden, standen Laurenz' Interessen im Vordergrund. Die Eltern wurden dazu angeleitet, ihm in dieser Zeit ihre volle Aufmerksamkeit zu schenken. Laurenz blühte jedes Mal auf und freute sich über diese qualitative Zeit voll positiver Rückmeldungen sehr. Die Eltern-Kind-Beziehungen konnten sich verbessern und Laurenz wirkte insgesamt ausgeglichener und glücklicher. Ein schöner Nebeneffekt war, dass den Eltern gespiegelt werden konnte, wie sich oft das Energielevel über den Zeitraum der Spielstunde veränderte: Während sie oft abgehetzt, gestresst und müde wirkend ankamen, gingen sie deutlich ruhiger, entspannter, wacher aus der Stunde heraus.

Eltern-Kind-Stunden in der Spieltherapie

Die Mutter des 5-jährigen Bens litt nach der Geburt an postpartaler Depression. Die Anfangszeit mit Ben war daher für sie sehr schlimm und sie hatte ihm gegenüber starke Schuldgefühle entwickelt, die sich in einem überbehütenden Erziehungsstil zeigten. In einer Spielstunde wurden Ben und seine Mutter dazu eingeladen, sich gemeinsam einen gemütlichen und sicheren Ort zu bauen. Daraus entwickelte sich zwischen den beiden und begleitet durch die Therapeutin ein Spiel, in dem Ben zu einem Baby wurde und die Mutter ihn versorgte. Ben kletterte auf den Schoß der Mutter und ließ sich wiegen sowie mit einer Babyflasche füttern. Er hatte deutlich Spaß an dem Spiel, kuschelte sich an, machte Babygeräusche und wiederholte diesen Ablauf des Spiels einige Male. Die Therapeutin verbalisierte dabei, wie wohl und sicher sich das Kind auf dem Schoß der Mutter fühle und wie es zuverlässig versorgt werde. Die Mutter beschrieb danach, wie heilsam sich dieses Nachholen von positiv gefärbten frühen Mutter-Kind-Momenten für sie angefühlt habe. Sie begann ab diesem Zeitpunkt im Alltag, Ben mehr zuzutrauen und ihn »größer« werden zu lassen.

Die 4-jährige Elisabeth sagte bei einem gemeinsamen Spiel zum Thema Gefühle, bei dem die Mutter aus verschiedenen Bildkarten für ihre aktuellen Gefühle *erschöpft* und *traurig* ausgesucht hatte »Das wusste ich ja gar nicht, Mama! Ich weiß nie, wie es dir geht.« Ab diesem Zeitpunkt begann die Mutter, regelmäßige Gefühlsrunden im Familienalltag einzubauen, nach den Gefühlen ihrer Kinder zu fragen und von sich selbst zu erzählen.

Die 8-jährige Sophie hatte eine sexualisierte Grenzverletzung durch ihren Onkel erlebt und dies noch am selben Tag der Mutter erzählt, die ihr sofort glaubte. Der Kontakt zum Onkel wurde abgebrochen und Sophie startete mit der Spieltherapie. In einer gemeinsamen Stunde mit der Mutter wurde darüber gesprochen, wie mutig Sophie war und wie gut die Mutter direkt geschützt hatte. Beide durften sich eine Tierfigur aussuchen, die ihr Handeln symbolisieren könnte. Sie suchten sich ein Löwenkind und eine Löwenmutter aus, die sich vertrauen können und sich immer schützen würden. In einem anschließenden Spiel mit den Spielfiguren spielte Sophie, dass ein böser Drache das Löwenkind stehlen wollte, doch die Löwenmutter verscheuchte den Drachen und brachte das Kind in die sichere Löwenhöhle.

8 FAQ

In diesem Kapitel werden Fragen beantwortet, die häufig gestellt werden, wenn Therapeut:innen beginnen, spieltherapeutisch mit Kindern zu arbeiten. Die Informationsblätter sind nach Themen aufgeteilt. Mit den Antworten können Therapeut:innen ihr Grundlagenwissen zur Spieltherapie vertiefen und erhalten Hinweise, worauf sie bei der Anwendung der Techniken achten sollten.

Informationsmaterial dieses Kapitels

INFO 31 FAQ: Praktische spieltherapeutische Arbeit
Häufige Fragen zur praktischen spieltherapeutischen Arbeit und konkreten schwierigen Situationen werden hier beantwortet.

INFO 32 FAQ: Arbeit mit Bezugspersonen
Auf diesem Informationsblatt werden Fragen zu schwierigen Situationen in der Arbeit mit den Bezugspersonen beantwortet.

FAQ: Praktische spieltherapeutische Arbeit

Was kann ich tun, wenn ein Kind sich nicht entscheiden kann, was es spielen möchte?

Verbalisieren und spiegeln Sie in diesem Fall das Verhalten des Kindes: »Du schaust dich um. Du weißt gerade noch nicht, was du dir aussuchen möchtest. Die Entscheidung fällt dir schwer.« Je nach Zielsetzung der Stunde kann das Kind weiter darin unterstützt werden, eine eigene Entscheidung zu treffen, z. B. indem zunächst die Auswahlmöglichkeiten eingegrenzt werden: »Möchtest du lieber malen oder mit dem Einkaufsladen spielen?« Es kann auch eine Entscheidung für das Kind getroffen werden. Hierbei ist wichtig, dass kein Druck oder Zwang entsteht, sondern ein Angebot gemacht wird: »Ich würde sagen, wir starten mal mit diesem Regelspiel. Kennst du es vielleicht schon aus dem Kindergarten? Falls nicht, kann ich es dir auch erklären.« In einigen Fällen, etwa wenn das Kind stark gehemmt ist, wenig mimischen Ausdruck oder keine Reaktion zeigt, kann es sinnvoll sein, zunächst keine Situationen entstehen zu lassen, in denen es eine Entscheidung treffen muss. Das bedeutet, alle Handlungsimpulse sollten zunächst von Therapeutenseite aus erfolgen, idealerweise über ein Zwischenmedium wie eine Handpuppe. Die Handpuppe kann das Kind spiegeln und sagen: »Oh wow, in diesem Zimmer gibt es so viele Dinge. Ich kann mich überhaupt noch nicht entscheiden, was ich hier spielen möchte. Ich schaue mich einfach erst mal um, bis ich vielleicht etwas entdecke, das mir gefällt.« Eine weitere Möglichkeit zum Umgang ist, das Kind gut zu beobachten. Wenn der Blick des Kindes immer wieder an bestimmten Spielmaterialien hängen bleibt, kann dies verbalisiert werden: »Ich sehe, du schaust immer wieder zum Puppenhaus. Sollen wir damit vielleicht starten?«

Was tue ich, wenn ein Kind mich beleidigt?

In der Spieltherapie kann es vorkommen, dass Kinder die Therapeut:innen beleidigen. Hier ist wichtig, zwischen Spielebene und Realebene zu unterscheiden. Auf Spielebene darf beleidigt werden, so viel das Kind möchte. Dies sollte klar kommuniziert werden: »Im Spiel darfst du solche Wörter ruhig sagen.« In diesem Fall sollte die gewünschte Reaktion abgefragt werden: »Soll der jetzt total empört sein, soll der weinen, soll der wütend werden oder was soll der machen?«, und kann dann entsprechend ausgestaltet werden in der Intensität, die das Kind benötigt (Reaktion beobachten oder nachfragen). Auf Realebene hingegen stellen Beleidigungen wie in anderen Interaktionen auch eine klare Grenzverletzung dar. Dies sollte klar kommuniziert und begrenzt werden.

Was tue ich, wenn ein Kind mich im Spiel fesselt oder einsperrt?

Bis zu einem gewissen Grad kann es in einer Spielszene dazugehören und wichtig sein, dass Spieltherapeut:innen gefesselt oder eingesperrt werden dürfen. Gerade bei Machtumkehrspielen kommt dies sogar häufig vor. Wichtig ist zu beobachten, mit welcher Intention und Intensität das Kind das Einsperren oder Fesseln durchführt. Oftmals sind die Kinder sehr umsichtig und passen gut auf. Dennoch kann es vorkommen, dass die Kinder sich so im Spielgeschehen verlieren, dass sie die Schlinge sehr festziehen oder das Ins-Gefängnis-Bringen mit starkem Ziehen oder Stoßen begleiten. Hier sollte deutlich und zeitnah gestoppt werden. Man kann beispielsweise sagen: »Das ist ein bisschen zu fest und tut mir in echt weh. Du kannst mich im Spiel ruhig fesseln, aber so, dass es mir nicht weh tut.« Zudem sollten die Stopp-Regeln zuverlässig eingehalten werden und, falls Bedenken bestehen, immer wieder besprochen werden. Je nach Intensität des Spielgeschehens kann zudem ein Bezug zur Realebene hergestellt werden, um dem Kind die Intensität zu spiegeln. Man kann beispielsweise sagen: »In echt fände ich das jetzt ziemlich schlimm.« Oder: »Ich bin froh, dass wir das nur spielen. So richtig wohl fühle ich mich nicht.« Selbstverständlich gibt es Grenzen bei diesen Spielen. So sollten Therapeut:innen sich nicht in einen Raum einsperren lassen oder in eine andere Situation geraten, in der eine reale

FAQ: Praktische spieltherapeutische Arbeit

Gefahr oder eine reale Situation des Ausgeliefertseins entstehen könnte. Sollten Kinder einen solchen Impuls zeigen, kann gestoppt und das Spielgeschehen auf Realebene besprochen werden: »Oh, stopp mal kurz. Das möchte ich nicht, dass du hier die Tür abschließt. Aber wenn ich im Spiel eingesperrt werden soll, könnten wir es so machen, dass ich in die Höhle gehe und du kannst dort im Spiel die Tür abschließen.«

Was tue ich, wenn ein Kind Dinge aus dem Spielzimmer kaputt macht?
Eine der Regeln für das spieltherapeutische Setting lautet, keine Dinge auf Realebene aus dem Spielzimmer kaputt zu machen. Dennoch kann hier unterschieden werden zwischen Dingen, die tatsächlich nicht zerstört werden sollten (z. B. Spielfiguren), und Dingen, die zum Zweck des Aggressionsabbaus angeboten werden können (z. B. Blätter aus (Ton-)Papier, selbstgebaute Tonfiguren oder Knete). Auf Spielebene können Dinge sehr wohl zerstört werden, wenn dies für den Spielinhalt wichtig ist.

Was tue ich, wenn ein Kind im Spiel grenzüberschreitend oder handgreiflich wird?
Wenn ein Kind eine Grenze überschreitet, wird das Spiel immer gestoppt. Wichtig ist hier, klar zu sein und deutliche Signale zu geben sowie anschließend ein Alternativverhalten vorzuschlagen. »Stopp! Das ist mir zu nah und tut weh. Schau mal, du kannst auch nur so tun, als würdest du mich hauen, zum Beispiel so (Als-ob-Ebene vormachen). Probier du es mal. Ja genau, so können wir es spielen.« In extremen Fällen von Aggression oder wenn das Kind es nicht schafft, seine Impulse ausreichend zu kontrollieren, überlegen Sie, wie eine klare Grenze für dieses Kind aussehen kann. Manchmal ist es notwendig, die Spieltherapiestunde in diesem Moment zu beenden. Wichtig ist dann, die Situation mit den Bezugspersonen zu besprechen sowie in der nächsten Stunde mit dem Kind nachzubesprechen. Hier ist wieder wichtig, dem Kind das Signal zu senden, dass es immer noch in der Spieltherapie willkommen ist, bestimmtes Verhalten jedoch dazu führt, dass die Spielzeit frühzeitig beendet werden muss.

Was, wenn das Kind allein spielen möchte und sich dem Therapeuten oder der Therapeutin gegenüber abwehrend zeigt?
Wenn ein Kind allein spielt oder sich abwehrend zeigt, kann dies unterschiedliche Gründe haben. Manche Kinder sind nicht daran gewöhnt, mit Erwachsenen oder einem Gegenüber zu spielen – sie müssen es erst lernen. Bei anderen Kindern zeigt sich in diesem Verhalten ein Bindungsstil. Es kann ein Warnzeichen sein, wenn Kinder sich nicht auf ein Spiel mit einer zugewandten, erwachsenen Person einlassen möchten oder können. Möglicherweise haben sie negative Erfahrungen mit einem gemeinsamen Spiel gemacht, wenn Erwachsene beispielsweise ihre eigene Spielszene kreieren wollten oder das Kind für seine Spielinhalte bewertet und kritisiert haben. In vielen Fällen lohnt es sich, in zugewandter Körpersprache neben dem Kind zu sitzen und sein (Spiel-)Verhalten mit Worten zu begleiten. Je nachdem, ob das Kind darauf reagiert oder nicht, können Fragen zum Spiel gestellt werden oder es kann kommentiert werden. Manche Kinder reagieren besser, wenn man eine Handpuppe als Zwischenmedium einsetzt, die das Spiel kommentiert oder sich einbringen möchte. Oft beginnen die Kinder bei diesen Interventionen nach und nach mehr Vertrauen zu fassen und die Erwachsenen in ihr Spiel zu integrieren.

Was, wenn Helferfiguren ohnmächtig bleiben?
Wenn angebotene Helferfiguren es probieren, aber immer wieder scheitern, kann dies ein Hinweis auf eine traumatische Erfahrung des Kindes sein – es reinszeniert das Gefühl der Ohnmacht auf Spielebene. In diesem Fall sollte ein hilfreicher Umgang mit traumatischem Spiel angeboten werden.

FAQ: Arbeit mit Bezugspersonen

Wie spricht man mit Bezugspersonen über die Spielinhalte des Kindes?

Inwiefern die Spielinhalte des Kindes mit Bezugspersonen detailliert besprochen werden, ist sehr individuell. Oftmals ist es nicht notwendig, auf die konkreten Spielszenen einzugehen. Es werden eher die therapeutischen Themen, der Alltagsbezug, mögliche Hypothesen dazu oder die Bedeutung der Spielinhalte für den therapeutischen Prozess berichtet und erklärt. In Einzelfällen, vor allem wenn ein Kind etwas spielt, was therapeutisch noch nicht eingeordnet werden kann, lohnt es sich, die Spielszene für Bezugspersonen nachzustellen oder wertfrei zu erzählen, um Ideen und Einschätzungen dazu zu hören oder in einen Austausch zu gehen. Hier können die Bezugspersonen wichtige Informationen liefern: Manchmal gibt es etwa Inhalte von Hörbüchern oder Filmen, die Kinder nachspielen, sodass das Spielgeschehen eine ganz andere Bedeutung bekommt.

Wie steht es mit der Schweigepflicht und dem Berichten von Spielinhalten?

Bei Kindern, die in die Spieltherapie kommen, besteht aufgrund des Alters eine Auskunftspflicht an die Eltern. Zugleich kann hier insofern gefiltert werden, dass die weitergegebenen Informationen dem therapeutischen Zweck dienen. Zudem kann es sinnvoll sein, mit dem Kind altersangemessen zu besprechen, ob oder was mit den Bezugspersonen besprochen werden darf. Bei Spielinhalten, die auf eine Gefährdung hinweisen, ist es wichtig, diese zeitnah mit Eltern zu besprechen sowie bei Bedarf das Jugendamt zu informieren.

Was, wenn das Kind sich nicht von einem Elternteil trennen kann oder will?

Bei trennungsängstlichen Kindern wird das Elternteil zunächst zur Spieltherapiestunde miteingeladen. Hier kann es sogar hilfreich sein, die sichere Basis, die durch den anwesenden Elternteil angeboten wird, zu nutzen, um schrittweise in den Kontakt zu kommen. Dennoch sollte es immer Ziel sein, dass das Kind alleine kommt, da es seine Themen dann in den meisten Fällen deutlich klarer zeigt. Elternteile zeigen oftmals starke und wertende Reaktionen auf das Spiel des Kindes, wodurch der spieltherapeutische Prozess gestört werden kann.

Was, wenn ein Elternteil das Spiel des Kindes moralisiert oder irritiert darauf reagiert?

Wenn ein Elternteil eine stark wertende Reaktion zeigt oder das Kind sogar begrenzt oder belehrt, ist es wichtig, die Situation gut einzuschätzen und zu entscheiden, ob ein Eingreifen in die Situation sinnvoll ist oder nicht. Falls ja, können Spieltherapeut:innen beispielsweise sagen: »In der Spieltherapie geht es ja darum, Gefühl rauslassen zu dürfen. Daher darf hier auch mal geschrien werden. Das kann ich gut aushalten. Das ist okay.« In jedem Fall sollte das Geschehen jedoch mit den Eltern nachbesprochen werden. Viele Eltern zeigen sich beunruhigt und fragen, ob dem Kind damit signalisiert werden könnte, dass dieses Verhalten okay ist. Hier sollte über die notwendige Abgrenzung der Spielebene von der Realebene aufgeklärt werden.

II Spieltherapie im Einsatz

9 Fallbeispiele

In diesem Kapitel werden verschiedene spieltherapeutische Techniken anhand von Therapiedialogen zu kurzen Fallbeispielen skizziert. Darauf folgt jeweils ein Kommentar zu den angewandten spieltherapeutischen Methoden oder aber zu therapeutischen Themen, die in der Spielszene aufgetaucht sind.

Informationsmaterial dieses Kapitels

INFO 33 Fallbeispiel: Saras zwei Drachenfamilien
Das Informationsblatt zeigt eine Spielszene eines 4-jährigen Pflegekindes, welches im Spiel die verschiedenen Gefühle gegenüber seinen leiblichen Eltern sowie den Pflegeeltern thematisiert. Dabei spricht das Kind über die Umgangskontakte und symbolisiert auf Spielebene ein wichtiges aktuelles Bedürfnis.

INFO 34 Fallbeispiel: Das geheime Badezimmer
Dieses Informationsblatt zeigt ein typisches Machtumkehrspiel eines 5-jährigen Kindes mit Enuresis. Dabei wird zudem die Reaktion der Mutter, die bei dieser Spielszene anwesend war, erklärt und aufgefangen.

INFO 35 Fallbeispiel: Kann ich nicht allein wohnen?
Das Informationsblatt beschreibt eine Szene zwischen einem Spieltherapiekind und einer Therapeutin, bei der aus einem Spiel heraus auf die Realebene gewechselt wird, um psychoedukativ zu arbeiten.

INFO 36 Fallbeispiel: Kann ich mit zu dir?
Das Informationsblatt beschreibt einen spieltherapeutischen Moment, in dem das Kind von häuslicher Gewalt berichtet und dann auf die Realebene wechselt, um bei der Therapeutin Schutz zu suchen.

INFO 37 Fallbeispiel: Gegen Spinnen kämpfen
Dieses Informationsblatt schildert eine Spieltherapiestunde mit der 5-jährigen Katharina, die mit psychisch kranken Eltern aufwächst und im Alltag viele Streitereien mitbekommt, welche sie massiv verunsichern. Sie findet einen Weg, ihre Angst symbolisch darzustellen und sich aktiv damit auseinanderzusetzen.

INFO 38 Fallbeispiel: Mutig werden beim Arzt
Auf diesem Informationsblatt wird eine spieltherapeutische Einheit mit der 4-jährigen Anna geschildert, die Ängste vor dem Arztbesuch entwickelt hat. Sie spielt ein Machtumkehrspiel mit einer Babypuppe, indem sie ihre Wut und unterdrückte Gefühle der Hilflosigkeit ausdrücken und dadurch integrieren kann.

Fallbeispiel: Saras zwei Drachenfamilien

Fallskizze. Sara ist 4 Jahre alt und ein Pflegekind. Sie lebt, seit sie wenige Monate alt ist, in ihrer Pflegefamilie und scheint dort emotional gut angekommen zu sein. Der Umgang der Pflegemutter mit Sara ist liebevoll und angemessen. Alle zwei Wochen trifft Sara ihre leiblichen Eltern bei begleiteten Umgangskontakten. Diese sprechen dort stets auf deren Muttersprache zu Sara, die Sara zu verstehen scheint. Die Vermutung des Jugendamts ist, dass die Eltern Sara regelmäßig davon zu überzeugen versuchen, dass sie bald wieder zurück zu ihnen kommt und dass sie sagen soll, dass sie wieder zu Mama und Papa möchte. Über die leiblichen Eltern weiß die Spieltherapeutin nur, dass sie Sara nicht gut versorgen konnten.

Schwierige Situationen. Sara zeigt sich insgesamt motorisch stark unruhig, was laut Jugendamt auf traumatischen Stress hinweisen könnte. Besonders nach den Besuchskontakten scheint es Sara fast unmöglich, sich emotional zu regulieren. Sie bekommt starke Gefühlsausbrüche bei geringen Irritationen, schläft kaum und reagiert auf die Fürsorge der Pflegeeltern abwehrend.

P: Das Drachenkind mag jetzt schnell zurückfliegen. Die Drachenmama muss sich um das Drachenkind kümmern, es hat Bauchweh.

T: Oje! Die Drachenmama sieht schon, dass es dem Drachenkind nicht gut geht! *(mit verstellter Stimme als Drachenmutter)* Mein Kind, was ist los? Ich mache mir Sorgen um dich! Brauchst du erstmal eine Umarmung?

P: Ja! Ich habe Bauchweh! Es tut ganz arg weh!

T: Komm her, ich tröste dich erst mal. Bauchweh, sagst du? Oh, dann müssen wir dir direkt eine Wärmflasche und einen Tee machen! Magst du dich ausruhen?

P: *(in klagender Drachenkind-Stimme)* Ja! Auaaaaaaa!

T: *(als Drachenmutter)* Oh, mein armes Kind! Du tust mir jetzt so leid, dass du so Bauchschmerzen hast! Hoffentlich wird es bald besser! Schau mal, hier gebe ich dir eine Wärmflasche und einen Tee. Magst du dich schon mal ins Bett legen?

P: *(legt sich in die Höhle, die Drachenfigur fest an ihre Brust gedrückt. Sie sieht erschöpft aus, ihr Körper ist schlaff.)*

T: *(als Drachenmutter)* Wo kommst du denn überhaupt her, mein Kind? Du warst ja gar nicht zu Hause bei mir.

P: Bei meiner anderen Drachenfamilie war ich doch. Die, wo ich vorher gewohnt habe.

T: *(als Drachenmutter)* Ach so, na klar, die siehst du ja ab und zu. Wie war es denn heute?

P: Bei der anderen Drachenfamilie hat der Drachenpapa mich doch immer gehauen.

T: *(als Drachenmutter)* Auch das noch. Da bin ich aber froh, dass du jetzt bei mir bist. Hast du auch deswegen vielleicht manchmal so Bauchweh, wenn du dort warst? Könnte das sein?

P: Ja, genau!

T: *(als Drachenmutter)* Das kann auch anstrengend sein, die andere Drachenfamilie zu sehen. Du siehst ja ganz erschöpft aus, Drachenkind. Soll ich dich mal zudecken, damit du dich ausruhen kannst?

P: Ja!

Fallbeispiel: Saras zwei Drachenfamilien

T: *(deckt Sara und das Drachenkind vorsichtig mit einer Decke zu)* Das war jetzt ganz schön anstrengend für dich, Drachenkind! Das verstehe ich. Jetzt kannst du ein bisschen schlafen und neue Kraft sammeln. Ich bleibe bei dir! Soll ich mich hier vor deine Höhle setzen und aufpassen?

P: *(als Drachenkind)* Ja, ich muss schlafen, aber du darfst nicht weggehen!

T: *(als Drachenmutter)* Das mache ich nicht. Du kannst dich auf mich verlassen! Ich bleibe so lange hier sitzen und passe auf dich auf, bis du wieder aufwachst.

P: *(schließt für einen Moment die Augen, seufzt, ihr Körper scheint sich zu entspannen. Nach einer Weile setzt sie sich auf)* Kann ich zu dir?

T: Braucht das Drachenkind seine Mama?

P: Ja! *(nimmt Drachenkind, kommt zur Therapeutin auf den Schoß. Diese hält Sara so, wie man ein Baby hält, und beginnt, sie sanft hin und her zu wiegen.)*

P: *(nach einer Weile)* Jetzt kommt die Kraft wieder zurück.

T: *(als Drachenmutter)* Du merkst, dass das Ausruhen dir gutgetan hat. Magst du wieder aufstehen und spielen gehen, mein Drachenkind?

P: Ja! *(steht auf und steigt in ein anderes, altersentsprechendes und unauffälliges Spiel ein)*

Sara inszeniert einen inneren Konflikt sowie ihr emotionales Erleben während und nach den Besuchskontakten mit den leiblichen Eltern. Dabei stellt sie den Stress als Bauchschmerzen dar und genießt im Spiel die (emotionale) Versorgung der Drachenmutter. Zudem offenbart sie der Therapeutin die Gewalterfahrungen durch den Vater. Dabei wird deutlich, wie stark emotional involviert sie ist (wirkt plötzlich selbst erschöpft, schläfrig, kuschelt sich in den Arm der Therapeutin).

- **Anmerkung:** Ob Kinder sich im Spiel in den Arm von Therapeut:innen kuscheln dürfen, ist personenabhängig. In Saras Fall war es eine adäquate Beantwortung ihres starken Bindungsbedürfnisses in diesem Moment. Wichtig dabei war, immer wieder den Fokus auf den Spielinhalt zu lenken und Sara am Ende auf die Realebene zurückzuholen. Das Wie-ein-Baby-gehalten-Werden ist zudem ein Angebot an Sara, eine Erfahrung nachzuholen, die sie in den ersten Lebensjahren vermutlich verpasst oder zumindest wenig erlebt hat. Sara scheint das Wiegen sehr zu genießen und fordert es über mehrere Wochen immer wieder ein. Danach wirkt sie stets deutlich entspannter und beginnt, sich in den Übergangssituationen ruhiger und strukturierter zu zeigen. Die Pflegemutter berichtet zudem, dass Sara auf Stresssituationen im Alltag deutlich gelassener reagiert und dass sie insgesamt fröhlicher wirkt.
- **Spieltherapeutische Interventionen:** Regieeinweisungen nachholen, emotionales Versorgen, Anbieten eines Safe Spaces, Nachbeelterung
- **Weitere Lösungsmöglichkeiten:** Die Pflegeeltern werden angeleitet, wie sie sich selbst nach den Besuchskontakten von Saras Verhalten mehr abgrenzen können, um es nicht persönlich zu nehmen. Es wird psychoedukativ erarbeitet, warum Sara die Bindungsunsicherheit erlebt und was die Abwehrreaktion auslöst. Dadurch entwickeln die Pflegeeltern mehr Verständnis und können ruhiger reagieren sowie trotz Saras Abwehr ein verlässliches Bindungsangebot aufrechterhalten.

Fallbeispiel: Das geheime Badezimmer

Fallskizze. Julia, 5 Jahre alt, Enkopresis. Die Eltern sind sehr besorgt, da Julia ein Vorschulkind ist und ihnen wichtig ist, dass Julia zum Schuleintritt keine Windel mehr braucht. Ein Toilettentraining wurde begonnen, auf das Julia sich immer besser einlassen kann. Der Einsatz eines Verstärkerplans ist geplant, jedoch fordert Julia zum Zeitpunkt des ersten Kontakts weiterhin die Windel stark ein und wird geradezu panisch, wenn der Windelvorrat zuneige geht.

Schwierige Situationen. Der Vater thematisiert das Thema zu Hause täglich und scheint unterbewusst viel Druck auszuüben, da er beschreibt, sich hilflos zu fühlen (»Ich verstehe das nicht! Sie ist doch alt genug und der Kinderarzt sagt, sie kann es. Warum strengt sie sich nicht mehr an? Das stresst mich schon ziemlich.«). Die Mutter thematisiert das Windelthema wenig, wirkt im Elterngespräch jedoch bedrückt und offen für jeden hilfreichen Impuls. Julia beginnt, die Gespräche mit dem Vater zu verweigern und sagt immer öfter zu ihren Eltern, dass sie ihre Windel bis ins Erwachsenenalter behalten möchte und deswegen gar nicht lernen muss, auf Toilette zu gehen. Zugleich entwickelt sie immer mehr Schamgefühl und achtet penibel darauf, dass andere Kinder nicht mitbekommen, dass sie noch eine Windel trägt.

In der ersten Spieltherapiestunde sind die Mutter und der kleine Bruder (3 Jahre alt und bereits trocken) anwesend. Die Mutter hat für den kleinen Bruder Spielzeug mitgebracht und beschäftigt sich mit ihm in einer Ecke des Spieltherapiezimmers. Zugleich sucht sie während der Spielsequenzen immer wieder den Blickkontakt der Therapeutin und scheint mit ihrer Aufmerksamkeit bei Julia und ihren Spielinhalten zu sein. Nach einer kleinen Aufwärmphase (Spiel mit einem Luftballon, mit Autos, Kennenlernen mit der Schneckenhandpuppe und Einkaufen im Kaufladen) sieht Julia sich aufmerksam im Spielzimmer um.

T: Oh, ich merke schon, du möchtest mit dem Puppenhaus spielen. Da schaust du immer wieder hin.

P: Ja!

T: Komm, dann schauen wir uns das mal an. Da gibt es ganz viele Räume und hier sind die Spielfiguren. Suchst du mal aus, was wir für unser Spiel brauchen?

P: Wir brauchen eine Mama, einen Papa und zwei Kinder *(sucht sich passende Figuren aus)*. Die Kinder schlafen hier *(legt sie in ein Bett)*, die Mama hier *(legt sie in ein anderes Bett)* und der Papa hier *(legt sie in ein Körbchen)*.

T: Der Papa schläft nicht in einem Bett?

P: Ne, der schläft im Hundekorb!

T: Ach so, ja dann schläft der wohl da. Okay. Jetzt hat jeder einen Platz bekommen. Und wie geht es jetzt weiter?

P: Da gibt es ein geheimes Badezimmer. Nur die Kinder dürfen rein und die Mama. Der Papa nicht. *(legt die Figuren der Mama und der Kinder in das Badezimmer)*

T: Der Papa darf nicht rein, das ist dir wichtig.

P: Ja, der Papa muss aufs Dach. So. *(legt Papa-Figur aufs Dach)* Der muss draußen schlafen. Ha!

T: Der soll ganz raus aus dem Haus, nach oben aufs Dach.

P: Jetzt kommt ein Gewitter. Es regnet und blitzt. Haha!

Fallbeispiel: Das geheime Badezimmer

T: Und der Papa ist immer noch auf dem Dach. Der wird ganz nass. Ui, schau mal, platschnass! Ah, so viel Regen!

P: *(schaut begeistert)* Aber der darf nicht rein!

T: Das ist dir ganz wichtig, dass der Papa draußen bleibt.

P: Ja, genau! Und jetzt kommt noch mehr Regen. Der bekommt auch nichts zu essen.

T: Und wenn der Hunger bekommt?

P: Pech! Gar nichts! Der muss für 700 Tage da bleiben!

T: Soll der jammern? *(Regieanweisung einholen)*

P: *(nickt)* Ja! Ganz arg!

T: *(in jammerndem Tonfall)* Oh, ich armer Papa, ich bin hier auf dem Dach und es regnet. Ich bin schon ganz nass. Und ich hab solchen Hunger! Ich brauch dringend was zu essen! Hallo! Ich hab sooo Hunger! Aber jetzt muss ich hier bleiben, für 700 Tage!

P: *(kichert)* Neeeeein, du bekommst gar nichts! Und jetzt musst du aufs Klo.

T: Oh nein, ich muss Pipi! Aber hier ist ja gar kein Klo. Mist! Was mach ich denn jetzt?

P: Der macht in die Hose!

T: Ih! Jetzt hab ich mir in die Hose gemacht!

P: *(lacht immer lauter, je mehr der Papa sich ekelt)*

Julia spielt ein klassisches Machtumkehrspiel. Sie sucht sich durch das Abwerten der Vaterfigur im Spiel ein Ventil für ihre angestauten Gefühle von Wut und Hilflosigkeit. Dabei steigert sie die Intensität von Aussperren aus dem Badezimmer, zum Schlafen auf dem Dach bis zu der Situation, dass der Papa sich in die Hose gemacht hat. Ihr Spaß an dem Spiel zeigt, wie sehr sie das Rauslassen der angestauten Gefühle genießt, zugleich baut Lachen innere Anspannung ab.

In diesem Fall zeigte die Mutter sich erschrocken über Julias Spielinhalte, sodass zeitnah ein Telefonat angeboten wurde, um der Mutter Julias Spielverhalten zu erklären. Wichtig war hier zu betonen, dass Julias Spielverhalten nicht die Beziehung zu ihrem Vater genau widerspiegelt, sondern auf die Situation mit dem Einnässen bezogen ein Belastungserleben bei Julia deutlich wird, welches sie auf diese Weise zu bearbeiten begann. Anstatt die Gefühle zu unterdrücken und in Vermeidungsverhalten zu verharren, konnten diese durch das Spiel ausgedrückt und symbolisch integriert werden. Das Spielverhalten konnte daher als sinnvoll und hilfreich eingeordnet werden, wodurch die Mutter wieder entlastet wirkte.

Begleitend zur Spieltherapie wurde mit den Eltern erarbeitet, mit Julia in einer zutrauenden Haltung zu bleiben und ihr Unterstützung zu signalisieren. Der Vater entwickelte mehr Verständnis und begann, Julia weniger für das Einnässen (emotional) zu bestrafen bzw. dies negativ zu kommentieren. Dadurch konnte sich die Situation für Julia deutlich entspannen und das Belastungserleben nahm ab. Parallel öffnete sie sich in der Therapie mehr, das Vermeidungsverhalten nahm ab und eine Psychoedukation, sowohl mit Julia als auch mit den Eltern, konnte starten.

Fallbeispiel: Kann ich nicht allein wohnen?

Fallskizze. Nora, 7 Jahre alt, Pflegekind. Mit drei Jahren wurde Nora gemeinsam mit ihrem anderthalbjährigen Bruder vom Jugendamt aufgrund starker Vernachlässigung in Obhut genommen. Nach der Inobhutnahme war Nora in verschiedenen Bereitschaftspflegefamilien sowie in zwei Pflegefamilien. Zum Start der Spieltherapie lebte sie seit einem halben Jahr in der dritten Pflegefamilie. Während sie sich dort stets zu Beginn stark angepasst, fröhlich, zugewandt und hilfsbereit zeigte, kippte die Situation oft nach wenigen Monaten.

Schwierige Situationen. Plötzlich zeigte Nora sich stark fordernd, grenzüberschreitend, aggressiv und insbesondere den weiblichen Betreuungspersonen gegenüber stark abwertend. Beispielsweise sagte sie: »Du bist nicht meine Mutter! Du bist hässlich! Warum kommst du in mein Zimmer? Geh weg! Ich will dich nicht hier haben.« Zugleich schien sie die leiblichen Eltern stark zu idealisieren: »Meine Mama ist die schönste Mama der Welt!« Sie sah die leiblichen Eltern einmal im Monat bei begleiteten Umgängen. Die leiblichen Eltern zeigten sich dabei stark unzuverlässig und erschienen oft nicht, ohne vorher abzusagen.

Noras Spielinhalte drehten sich um die Themen Versorgen und Versorgt-Werden, Nachholen von Erfahrungen in regressiven Spielen, Nachbeelterung und die Frage nach ihrer Identität als Pflegekind. Über die Umgangskontakte oder ihre Erinnerungen an die Zeit, in der sie noch bei ihren Eltern lebte, sprach sie kaum. Nora hatte sich in dieser Stunde ein Bohnenbad ausgesucht und schüttete diese vertieft von einer Schüssel in die andere Schüssel. Plötzlich sah sie auf.

P: *(auf Realebene)* Kann ich nicht einfach allein wohnen?

T: *(überrascht)* Mhm. Ich denke, du bist noch zu klein, um allein zu wohnen?

P: Mhm. Ich brauche aber niemanden. Ich kann auf mich selbst aufpassen, ganz allein.

T: Also ich finde es wichtig, dass sich jemand um dich kümmert. Jemand, der dich liebhat und schaut, dass es dir gut geht. Jemand, der dir Essen kocht, dir bei den Hausaufgaben hilft und dich abends ins Bett bringt und dir vorliest.

P: *(hat aufmerksam gelauscht, überlegt lange)* Aber ich kann das alles schon. Ich bin schon groß genug!

T: Ja, du hast das ja auch schon mal gemacht. Als du noch bei deiner Mama und deinem Papa gewohnt hast, hast du dich um ganz viele Erwachsenensachen gekümmert. Weißt du das noch?

P: Ja! Ich habe sogar Essen gemacht. Und meinen Bruder gefüttert.

T: Ja, genau, das stimmt. Aber eigentlich ist das die Aufgabe der Eltern, nicht der Kinder. In vielen Familien dürfen die Kinder den ganzen Tag spielen und können sich darauf verlassen, dass die Eltern für sie Essen machen.

P: *(staunend)* Echt?

T: Ja, echt! Aber wir können spielen, dass du ganz allein wohnst, wenn du magst. Hier im Spielzimmer kannst du das mal ausprobieren.

P: *(schaut überrascht, sagt begeistert)* Ja!

T: Okay, dann mal los. Als Erstes brauchst du ein Haus, in dem du wohnen kannst.

P: Hier in der Höhle! *(klettert begeistert in das Spielzelt)* Ich brauche aber ganz viele Sachen!

T: Du möchtest, dass es dir in deiner Höhle gut geht?

P: Ja, na klar!

Fallbeispiel: Kann ich nicht allein wohnen?

T: Was brauchst du in deiner Höhle, damit es dir gut geht?

P: Essen! *(geht zum Kaufladen, die Spieltherapeutin soll die Verkäuferin sein, kauft sehr viel ein und trägt alles nach und nach in ihre Höhle)*

T: Wow, die ganze Höhle ist ja voller Essen! Passt du da noch rein?

P: Ja, aber es ist schon etwas eng.

T: Jetzt bist du richtig gut versorgt. Wenn du Hunger hast, kannst du dir einfach nehmen, was du möchtest. Und du hast eine riesige Auswahl! Gibt es noch etwas, was du brauchst in deiner Höhle? Decken und Kissen vielleicht, damit es auch gemütlich ist?

P: Ja, die große, blaue Decke!

T: *(gibt Nora Decken und Kissen in die Höhle, sie richten es gemeinsam gemütlich ein, Nora kuschelt sich auf Kissen und unter die Decke)* Oh, das sieht jetzt aber sehr gemütlich aus! Richtig kuschelig!

P: Magst du auch mal reinkommen?

T: Wenn ich darf? Es sieht schon toll aus bei dir da drin! Ich wüsste gerne mal, wie es ist in der Höhle!

P: Ja, komm doch rein!

T: *(klettert in die Höhle, setzt sich gegenüber von Nora und schaut sich um)* Und, wie gefällt dir deine Höhle denn jetzt?

P: *(enthusiastisch)* Gut!

T: Und jetzt bin ich ja noch in der Höhle, da bist du ja gar nicht allein.

P: Ja, das ist schön.

T: Es ist schön, wenn man nicht allein ist. Ich bin froh, dass du jetzt auch bei einer Familie wohnst, in der sich so gut um dich gekümmert wird.

P: *(ganz leise)* Ja, ich auch.

Der Wunsch, allein zu wohnen und dadurch unabhängig von Erwachsenen zu sein, wird hier durch das Spielangebot gewürdigt. Zugleich wird Nora darin unterstützt, auf symbolischer Ebene gut für sich zu sorgen. Das Essen, die Kissen und Decken können hier für die tatsächliche Grundversorgung, aber auch die emotionale Versorgung stehen. Zudem wurde die Vernachlässigung durch die leiblichen Eltern in einem Moment thematisiert, in dem Nora dafür empfänglich war.

Weitere Lösungsmöglichkeiten. Das Berichten über diese Spielszene in einem Gespräch mit den Pflegeeltern löste bei diesen eine Betroffenheit aus, jedoch auch mehr Verständnis für Noras inneres Erleben. Durch das Übersetzen der Spielinhalte ihres Pflegekindes durch die Therapeutin gelang es den Pflegeeltern nach und nach, Aussagen weniger persönlich zu nehmen und sich in schwierigen Situationen besser abzugrenzen. Dadurch konnten sie Nora eine deutlich stabilere Beziehung anbieten, und es konnten Momente der Koregulation entstehen, die vorher nicht möglich waren. Nora begann, die emotionale Versorgung mehr anzunehmen.

Fallbeispiel: Kann ich mit zu dir?

Fallskizze. Noah, 6 Jahre alt. Wird angemeldet wegen Verlustängsten und Trennungsängstlichkeit. In den ersten Stunden wird eine große emotionale Bedürftigkeit deutlich. Noah nutzt das Bindungsangebot der Therapeutin in vollen Zügen aus, wirkt teilweise etwas distanzlos, malt wiederholt Bilder von der Therapeutin und ihm mit einem großen Herz darüber. Seine Spielinhalte sind in den ersten Stunden unauffällig. Er möchte Einkaufen spielen, mit Autos spielen, etwas bauen, kneten und malen. Dabei erzählt er viel über das, was er tut. Auffällig sind ein rückversicherndes Verhalten sowie eine konstante Verwendung der Begriffe »liebes Kind« und »böses Kind«. Noah fragt beispielsweise: »Bin ich ein liebes Kind?« oder sagt: »Ich bin aber kein böses Kind, oder?«. Die Trennungsängstlichkeit zeigt sich im Setting der Spieltherapie nicht, Noah kann sich nach einer ersten gemeinsamen Stunde problemlos von der Mutter trennen und scheint mit viel Begeisterung in die Spielstunden zu kommen. In der vierten Stunde zeigt sich plötzlich ein neues Thema.

Schwierige Situationen. Noah kann sich nicht gut von der Mutter trennen. Er weint oft, wenn er in den Kindergarten gehen soll, oder wenn die Mutter das Haus verlässt.

P: *(tut unvermittelt mitten im Spiel so, als würde er festgehalten werden und wolle sich losreißen, beginnt laut zu schreien)*

T: *(erschrocken)* Huch! Was ist denn jetzt los?

P: Das ist der Papa! Der ist unsichtbar und hält mich fest!

T: Hey Papa! Lass los! Der will das nicht!

P: *(plötzlich wieder entspannt)* Jetzt ist der weg.

T: Ich wusste gar nicht, dass es Papas gibt, die sich unsichtbar machen können!

P: Mein Papa kann das! Und der macht manchmal Sachen, die verboten sind.

T: Auch noch! Was macht der denn?

P: Der schlägt mich. *(schaut plötzlich sehr ängstlich und erschrocken. Die Therapeutin breitet intuitiv die Arme aus, Noah klettert in ihren Arm und kuschelt sich direkt an.)* Ich habe Angst.

T: Oh, das tut mir leid, Noah! Ich finde es wichtig, dass Kinder sich zu Hause sicher fühlen können. Was machen wir denn da jetzt?

P: Ja! Wo wohnst du? Kann ich mit zu dir? *(schaut die Therapeutin bittend an)*

T: Jetzt möchtest du gerne wissen, wo ich zu Hause bin und mich sicher fühle?

P: Ja.

T: Mit zu mir kannst du nicht, aber du kannst mich weiter hier besuchen und dann spielen wir zusammen. Sollen wir das machen?

P: Ja!

T: Und soll ich mal mit deinem Papa sprechen, darüber, dass es nicht okay ist, wenn Eltern ihre Kinder schlagen?

P: Ja!

T: Das mach ich!

P: *(in deutlich unbeschwertem Tonfall)* Können wir jetzt mit den Dinos spielen?

T: Na klar! Los geht's!

Fallbeispiel: Kann ich mit zu dir?

Noah nutzt den sicheren Rahmen der Spieltherapie, um von häuslicher Gewalt zu berichten. Er wird dabei für einen Augenblick von Emotionen überflutet und zeigt einen starken Ausdruck von Angst sowie den Impuls, bei der Therapeutin nach Schutz zu suchen. Das Kind nimmt den von der Therapeutin angebotenen Körperkontakt für einen kurzen Moment an, um seinem Bedürfnis nach Trost und einem Gefühl von Sicherheit nachzugehen. Zudem stoppt die Therapeutin das Spiel und wechselt auf die Realebene.

Weitere Lösungsmöglichkeiten. Mit den Eltern wurde ein Gespräch geführt und Noahs Spielverhalten wurde zunächst ohne Bewertung geschildert. Der Vater zeigte darauf eine starke emotionale Reaktion und berichtete, selbst geschlagen worden zu sein und dies eigentlich nicht für seinen Sohn zu wollen. Dennoch würde es manchmal passieren. Es konnte eine Familienhilfe installiert werden, um mit dem Vater Alternativverhalten einzuüben, wenn er mit Noah in Konflikte geriet.

Fallbeispiel: Gegen Spinnen kämpfen

Fallskizze. Die 5-jährige Katharina wächst mit zwei psychisch erkrankten Elternteilen auf, die beide Schwierigkeiten mit der Emotionsregulation haben und denen es teilweise schwerfällt, kindgerecht auf Katharinas Bedürfnisse einzugehen. Katharina wird im Alltag viel für Kleinigkeiten kritisiert und ihre Eltern fordern ein Übermaß an Selbstständigkeit ein, welches Katharina nicht immer erfüllen kann. Auf der anderen Seite bemühen sich die Eltern, Katharina kindgerechte Angebote in Aktivitäten zu machen, sie fahren beispielsweise regelmäßig ins Schwimmbad oder in Freizeitparks. Zudem erhält Katharina eine gute Grundversorgung, ist stets gut gekleidet und bekommt die Haare frisiert.

Schwierige Situationen. In der Familie kommt es immer wieder zu Streitsituationen zwischen Katharina und den Eltern oder zwischen den Eltern, in denen geschrien wird. Die Mutter neigt zudem dazu, aufgrund ihrer depressiven Erkrankung über ihr Überforderungserleben zu jammern und Katharina dafür verantwortlich zu machen, gerade wenn sie sich z. B. nicht genug angestrengt hätte, im Haushalt zu helfen. Katharina zeigt ein geringes Selbstwertgefühl und beginnt bei kleinsten Streitsituationen im Kindergarten und zu Hause zu weinen.

P: *(kommt mit herabhängenden Schultern und ausdrucksloser Mimik in die Spieltherapiestunde, die Mutter verabschiedet sich hastig)*

T: Hallo Katharina, schön dich zu sehen! Alles okay bei dir?

P: *(zuckt mit den Achseln, vermeidet Blickkontakt)*

T: Hast du denn schon eine Idee, was du heute spielen magst?

P: *(schüttelt den Kopf)* Gar nichts.

T: Oh, du möchtest heute erst mal gar nichts spielen. Gibt es denn etwas anderes, was du gerne tun würdest?

P: *(schüttelt heftig den Kopf)* Nein!

T: Okay. Dann bleiben wir erst mal so sitzen. Wenn du magst, kannst du dir natürlich auch einen anderen Ort im Zimmer aussuchen zum Sitzen.

P: Ja okay. Ich möchte in die Höhle. *(klettert in das Spielzelt)*

T: Und wo soll ich sitzen?

P: Vor der Höhle.

T: Alles klar. Ich setze mich hierhin. *(setzt sich hin und lässt einige Minuten der Stille zu, abwartend)*

P: *(mit angstvoller Stimme)* Oh oh, da hinten kommen Spinnen! *(schaut aus der Höhle und deutet in eine Ecke des Spielzimmers)*

T: *(nimmt Affekt des Kindes auf und sagt ebenfalls in angstvollem Tonfall)* Oje, was machen wir denn jetzt? Ich sehe sie!

P: Wir müssen uns schützen!

T: Aber wie?

P: Wir brauchen was zum Kämpfen!

T: Okay, mhm, was könnten wir da nehmen?

P: Oh, sie kommen!

T: Okay, wir brauchen etwas, um uns zu verteidigen! Vielleicht die Schilder von der Ritterrüstung?

Fallbeispiel: Gegen Spinnen kämpfen

P: Ja und die Schwerter auch! Und ich möchte den Helm aufsetzen!

T: Na klar, dann machen wir das! *(hilft Katharina, den Helm aufzusetzen, und reicht ihr Schild und Schwert)* Jetzt kannst du gegen die Spinnen kämpfen. Du bist gut geschützt. Bist du eine Ritterin?

P: Ja genau, ich bin eine Ritterin! *(rennt in den Raum und beginnt gegen unsichtbare Gegner zu kämpfen, schwingt dabei wild das Schwert und schnauft laut vor Anstrengung)*

T: Wow, die Spinnen haben gar keine Chance! Die werden alle abgewehrt mit dem Schild und dann von dem Schwert weggeschleudert. Die Ritterin ist so stark! Die sagt: Geht weg, ihr Spinnen!

P: *(stößt Kampfgeschrei aus, schleudert das Schwert weiter)* Geht weg, ihr Spinnen!

T: Sind noch welche da?

P: *(lässt das Schwert sinken, sieht plötzlich sehr erschöpft aus, sinkt in sich zusammen)* Alle Spinnen besiegt!

T: Oh, jetzt ist die Ritterin erschöpft. Das war so anstrengend! Aber sie hat es geschafft! Jetzt ist sie in Sicherheit!

P: Ich muss mich ausruhen!

T: Vielleicht in der Höhle?

P: *(nickt, klettert in die Höhle, legt sich hin und tut so, als würde sie schlafen, bleibt so für mehrere Minuten ruhig und mit geschlossenen Augen liegen, immer noch schwer atmend)*

Katharina kam hier in einem deutlich niedergeschlagenen Affektzustand in die Spieltherapiestunde. Die Mutter berichtet am Ende kurz, dass sie und ihr Mann am Morgen laut gestritten hätten und Katharina sich dabei vor Schreck unter dem Tisch versteckt hätte. Das Mädchen thematisiert ein akutes Gefühl von Bedrohung, symbolisiert durch die Spinnen. Als Ritterin wird sie aktiv – anders als in den meisten realen Situationen, in denen sie sich Situationen oft hilflos ausgeliefert fühlt und mit Angst reagiert – und besiegt die Spinnen. Dadurch kann sie für sich selbst wieder ein Sicherheitsgefühl herstellen und sich als stark erleben. Katharina ist deutlich emotional involviert, was an dem Schnaufen vor Anstrengung und der tatsächlichen Erschöpfung am Schluss erkennbar ist.

Weitere Lösungsmöglichkeiten. Den Eltern wurde noch einmal deutlich gespiegelt, dass für Katharina viele Situationen zu Hause überfordernd sind und bedrohlich wirken. Es wurde gemeinsam erarbeitet, wie Katharina im Alltag geschützt werden kann, beispielsweise wenn die Erwachsenen sich streiten und was Katharina in den Situationen und / oder danach brauchen könnte (Sicherheit anbieten durch Körpernähe, Erklärungen, sich wieder vertragen etc.).

Fallbeispiel: Mutig werden beim Arzt

Fallskizze. Die vierjährige Anna hat eine starke Angst vor dem Arztbesuch und Spritzen entwickelt. Da sie jedes Mal laut schreit und sich körperlich wehrt, wenn sie eine Impfung bekommen soll, wurde sie mehrmals von den Arzthelferinnen dabei festgehalten. Anna hat sich in dieser Situation als ohnmächtig und hilflos erlebt.

Schwierige Situation. Annas Eltern sind verzweifelt, da sie sich gegen jeden Arztbesuch heftig wehrt und nicht mal zu Hause ins Auto einsteigen möchte. Zeitnah steht eine U-Untersuchung an, die die Eltern gerne mit Anna wahrnehmen würden.
In der Therapie beginnt Anna zögerlich und sichtbar angespannt, ihre Ängste in einem Spiel mit einer Babypuppe und dem Arztkoffer auszudrücken.

T: *(als Babypuppe)* Oje, was ist denn jetzt los? Bin ich beim Arzt?

P: *(mit dem Arztkoffer in der Hand, nickt mit ernstem Gesichtsausdruck)*

T: *(auf Realebene)* Möchtest du mal die Ärztin spielen, Anna?

P: *(nickt)* Ja!

T: *(auf Realebene)* Und soll ich das Baby spielen?

P: (nickt) Ja!

T: *(auf Realebene)* Und was soll in deinem Spiel passieren?

P: Das Baby muss eine Spritze bekommen.

T: *(auf Realebene)* Okay, geht es los?

P: *(nickt)*

T: *(mit schriller Stimme)* Ah! Eine Spritze? Nein, das will ich nicht! *(Baby versteckt sich hinter Therapeutin)*

P: *(amüsiert)* Haha! Doch, du musst!

T: *(Regieeinweisung einholen)* Was soll das Baby jetzt machen?

P: Weinen und jammern!

T: Das soll jammern. Wie fühlt sich das Baby denn gerade?

P: Das hat ganz arg Angst!

T: *(als Baby in jammernder Stimme)* Ah, Hilfe! Ich habe solche Angst! Ich mag die Spritze nicht! Das tut bestimmt weh!

P: *(als Ärztin)* Es muss sein!

T: *(als Baby)* Ich mag nicht, ich mag nicht!

P: *(als Ärztin)* Jetzt stell dich nicht so an!

T: *(auf Realebene)* Was denkt das Baby, wenn die Ärztin so was sagt?

P: Die denkt, die Ärztin ist gemein! *(nimmt die Spritze und stößt sie der Babypuppe heftig in den Arm)*

T: *(Regieeinweisung holen)* Oh oh, wie reagiert das Baby?

P: Das schreit wie am Spieß!

T: *(als Baby, laut)* Ah! Das tut weh!

P: *(lacht hämisch)* So, siehst du. Du kannst dich gar nicht wehren, haha!

Fallbeispiel: Mutig werden beim Arzt

T: *(als Baby, in weinerlicher Stimme)* Das fand ich jetzt gar nicht schön! Es ging so schnell und ich habe mich gar nicht bereit gefühlt!

P: Pech für dich!

T: *(als Baby, weint ein bisschen vor sich hin)* Kann ich ein Pflaster haben?

P: *(als Ärztin)* Ah, stimmt! Ja, okay, schau, du darfst dir sogar eins aussuchen *(tut so, als würde sie verschiedene Pflaster zeigen)* Welches möchtest du?

T: *(Regieanweisung einholen, fragend schauen)* Welches möchte das Baby?

P: Es nimmt das mit den Tieren drauf.

T: *(als Baby)* Das möchte ich. Tiere sind toll!

P: *(als Ärztin, tut so, als würde sie ein Pflaster auf den Arm des Babys kleben, wirkt nun ganz vorsichtig im Umgang mit dem Baby)* Schau, jetzt ist es vorbei. Du brauchst jetzt nicht mehr weinen.

T: *(Regieanweisung einholen)* Würde es aufhören?

P: Ja.

Anna spielt ein Machtumkehrspiel. Sie kann dabei die Gefühle und Gedanken des Babys gut verbalisieren und sich am Ende auf eine (emotionale) Versorgung des Babys einlassen. Zuvor genießt sie jedoch die mächtige Rolle der Ärztin, in der sie bestimmen kann, wann das Baby die Spritze bekommt und in der sie Sätze sagt, die sie vermutlich in ähnlichen Situationen selbst gehört hat.

Weitere Lösungsmöglichkeiten. Mit den Eltern wurde besprochen, wie sie Anna in den realen Arztsituationen begleiten können. Sie wurden zudem dazu angeleitet, für eine Weile mit Anna zu Hause Arzt zu spielen und dabei fürsorglich mit der Babypuppe umzugehen und diese mit Worten und Körperkontakt zu beruhigen. Anna schien die Arztspiele sowohl in der Spieltherapie als auch zu Hause zu genießen. Sie begann, weniger Machtumkehrspiele zu spielen, sondern zeigte stattdessen mehr emotionale Versorgung der Babypuppe. Ihre Ängste ließen nach.

10 Dos und Don’ts: Schwierige Situationen in der Spieltherapie

In diesem Kapitel wird für verschiedene Szenarien beschrieben, wie Spieltherapeut:innen gut reagieren können (Dos) und welche Reaktionen sie möglichst vermeiden sollen (Don’ts). Dies wird auf Situationen in verschiedenen Phasen der Therapie bezogen. Die Spieltherapie mit Kindern muss immer an den emotionalen Entwicklungsstand der Patient:innen angepasst sein.

Wichtige **Don’ts** sind beispielsweise, als Therapeut:in zu versuchen, das Spiel des Kindes direkt zu beeinflussen oder gar zu bestimmen, wie es weitergehen soll. Zudem sollten nicht alle Spielhandlungen des Kindes bis ins kleinste Detail analysiert werden. Nicht alles hat eine tiefere Bedeutung und manchmal spielen Kinder zudem Spielhandlungen aus Filmen oder Geschichten nach. Die Versuche, das Spiel zwanghaft weiterzuentwickeln oder das Tempo des therapeutischen Prozesses zu beschleunigen, sind weitere Don’ts, da die Kinder ihr eigenes Tempo wählen und das Nicht-Beschleunigen eine der Grundregeln in der Spieltherapie darstellt.

Wichtige **Dos** in der Spieltherapie sind, den Impulsen des Kindes zu folgen und dem Kind zu erlauben, Spielszenen zu gestalten und Impulse jeglicher Art auszuleben, beispielsweise auch regressive oder destruktive Impulse. Der emotionale Ausdruck des Kindes sollte gefördert und positiv verstärkt werden. Zudem sollte für das Kind ein sicherer Raum geschaffen werden, was eine positive und verlässliche therapeutische Beziehung voraussetzt.

Informationsmaterial dieses Kapitels

INFO 39 Dos und Don’ts: Erste Begegnung auf Spielebene
Es werden schwierige Situationen beschrieben, die bei der ersten Begegnung von Therapeut:in und Kind entstehen können. Dos und Don’ts werden aufgezählt.

INFO 40 Dos und Don’ts: Schwierigkeiten im Therapieverlauf
Bei Schwierigkeiten im Therapieverlauf gibt es wichtige Dos and Don’ts, die auf diesem Informationsblatt aufgeführt werden.

INFO 41 Dos und Don’ts: Elternarbeit in der Spieltherapie
In der Spieltherapie kann es schwierige Momente mit Eltern geben. Einige Situationen werden beschrieben und durch Dos und Don’ts ergänzt.

INFO 39 • E

Dos und Don’ts: Erste Begegnung auf Spielebene

Situation: Das Kind kann sich im ersten Kontakt nicht gut von seiner Bezugsperson lösen, klammert sich an sie und möchte nicht mit in den Therapieraum gehen.

Do	Don’t
Verständnis zeigen und dies verbalisieren, beispielsweise: »Na klar, du kennst mich ja noch gar nicht«, die Bezugsperson mit in die Stunde einladen, das Zimmer zeigen und ggf. ein gemeinsames Spiel initiieren. Oftmals können viele Bezugspersonen sich dann schnell verabschieden, da das Kind Vertrauen fasst.	Wenn von Therapeut:innen darauf bestanden wird, dass das Kind allein mitkommt oder gesagt wird, dass es ja schon groß oder alt genug dafür sei, kann dies zu einem holprigen Start in die therapeutische Beziehung führen.

Situation: Das Kind zeigt sehr gehemmtes Verhalten und macht keine Anstalten, ein Spielmaterial auszusuchen.

Do	Don’t
Eine zutrauende Haltung einnehmen, auf Impulse des Kindes warten. Verbalisieren, was das Kind tut, und Angebote machen, z. B.: »Du schaust zu der Eisenbahn. Sollen wir die mal aufbauen?«	Das Kind wiederholt auffordern, etwas auszusuchen, damit gestartet werden kann.

Situation: Das Kind sucht sich ausschließlich Regelspiele aus.

Do	Don’t
Regelspiele haben klare Strukturen und Regeln, was für viele Kinder Sicherheit bedeutet. Es kann sein, dass sie eine Zeit lang ausschließlich Regelspiele wählen. Auch hier kann man therapeutische Themen anstoßen, indem man thematisch passende Spiele anbietet oder dabei Gespräche führt. Oftmals steigen die Kinder ins Rollenspiel ein, sobald sie sich in der therapeutischen Beziehung sicher fühlen.	Das Kind dazu bringen wollen, in ein Rollenspiel einzusteigen, obwohl es selbst dazu keinen Impuls zeigt.

Dos und Don'ts: Schwierigkeiten im Therapieverlauf

Situation: Ein Kind zeigt Ängste oder Traurigkeit, wenn das Thema Abschied thematisiert wird.

Do	Don't
Hier ist wichtig, mit dem Kind und seinen Bezugspersonen zu erkunden, warum es sich noch nicht bereit für einen Abschied fühlen könnte oder welche unaufgelösten Themen dahinterstehen könnten. Dann gilt abzuwägen, ob diese in der Therapie noch bearbeitet werden können. Eine weitere Möglichkeit ist, andere Unterstützungsmöglichkeiten für das Kind und / oder die Familie zu organisieren und dem Kind dies in Aussicht stellen zu können, sodass es wieder an Sicherheit und Zuversicht gewinnen und den Abschluss besser verarbeiten kann.	Wenn Therapeut:innen diese Signale der Kinder ignorieren, kann es sein, dass der therapeutische Prozess keinen gelingenden Abschied findet und die Kinder den Abschied aus der Therapie negativ als Abbruch einer wichtigen Beziehung verarbeiten.

Situation: Das Kind wird von seinen Bezugspersonen unregelmäßig in die Spieltherapie gebracht.

Do	Don't
Vereinbaren Sie ein Gespräch mit den Bezugspersonen und erklären Sie, warum eine Regelmäßigkeit für den therapeutischen Prozess in der Spieltherapie so wichtig ist.	Wenn Kinder unregelmäßig kommen, kann dies den therapeutischen Prozess blockieren. Dies sollte nicht von Therapeut:innen einfach hingenommen werden.

Situation: Das Kind wiederholt über mehrere Stunden die gleichen oder sehr ähnliche Spielhandlungen.

Do	Don't
In dieser Situation dürfen wir Therapeut:innen uns in Geduld üben. Verbalisieren, begleiten, Interventionen anbieten, aber dabei die Grundregel des Nicht-Beschleunigens wahren.	Wenn das Kind dazu gezwungen wird, etwas anderes zu spielen, weil uns als Therapeut:in langweilig wird, stören wir möglicherweise den therapeutischen Prozess. Aus der Entwicklungspsychologie wissen wir, dass Kinder oftmals viele Wiederholungen brauchen, um etwas zu verinnerlichen.

INFO 41 • E

Dos und Don’ts: Elternarbeit in der Spieltherapie

Situation: Die Eltern fragen nach der Stunde direkt nach, wie es war und was genau das Spiel jetzt zu bedeuten habe.

Do	Don’t
Es wird auf das nächste Elterngespräch verwiesen und die Aufmerksamkeit wird auf die Beendigung der Stunde und den Abschied vom Kind gelegt.	Spieltherapeut:innen beschreiben den Eltern das Spiel vor dem Kind und ergänzen Hypothesen oder gehen mit den Eltern darüber in einen Austausch.

Situation: Eltern rügen das Kind für sein aggressives Spielverhalten und verbieten, dass es noch einmal etwas spiele, indem Gewalt vorkomme.

Do	Don’t
Den Eltern wird erklärt, dass aggressive Impulse auf Spielebene in einem spieltherapeutischen Setting ausgelebt werden dürfen und zu einer Verarbeitung von Gefühlen wie Wut dazugehören. Bei Unverständnis der Eltern kann in einem zeitnahen Elterngespräch auf das Kind bezogen erklärt werden, wie die Impulse eingeordnet werden können und welche Ziele verfolgt werden, wenn das Kind darin begleitet wird, diese auf Spielebene zuzulassen.	Wenn Spieltherapeut:innen in dieser Situation nichts anmerken, gehen Kinder möglicherweise davon aus, dass den Eltern beigepflichtet wird. Die Gefahr besteht, dass sie in den Spieleinheiten ihre echten Impulse unterdrücken und der therapeutische Prozess dadurch behindert wird.

Situation: Die Eltern beschweren sich in den Elterngesprächen über regressive Verhaltensweisen und Spielinhalte des Kindes. Sie betonen, dass das Kind doch kein Baby mehr sei und es unangebracht sei, dass es ständig versuche, Hilfe einzufordern, obwohl es bereits selbstständig genug sei, um beispielsweise seine Schuhe allein anzuziehen.

Do	Don’t
Hier ist wichtig, mit den Eltern psychoedukativ zu erarbeiten, warum regressives Verhalten bei Kindern vorkommt und wie es eingeordnet werden kann. Zugleich können Ideen für einen passenden Umgang zu Hause mitgegeben werden.	Wenn Therapeut:innen hier wenig auf das regressive Verhalten und seine Bedeutung eingehen, sondern stattdessen den Eltern ausschließlich versuchen, die Fortschritte des Kindes zu spiegeln, werden für das Kind aktuell wichtige Bedürfnisse übersehen.

11 Mein Wissen überprüfen, vertiefen und anwenden

Die spieltherapeutische Arbeit kann Einsteiger:innen zunächst herausfordern. Daher ist es wichtig, einen guten Überblick über die entwicklungspsychologischen Grundlagen zu gewinnen sowie die Interventionen Schritt für Schritt zu üben. Mit den Arbeitsblättern in diesem Kapitel können Therapeut:innen ihr Wissen über die Spieltherapie überprüfen. Zudem erhalten sie Impulse, wie sie das Gelernte Schritt für Schritt vertiefen und anwenden können.

Es ist wichtig zu beachten, dass wir in der Spieltherapie ganz viel lernen, indem wir die Reaktionen der Kinder auf unsere Interventionen beobachten. Das hilft dabei, ein Gefühl dafür zu entwickeln, wie viele Regieanweisungen etwa eingeholt werden müssen oder mit welcher Intensität wir in das Spiel einsteigen. Je mehr man übt, desto automatischer läuft zudem der Einsatz der Interventionen ab.

Arbeitsmaterial dieses Kapitels

AB 14 Wissensüberprüfung zu den Grundlagen

Das Arbeitsblatt bietet einige Fragen zur Überprüfung des Lernerfolgs zu den Grundlagen der Spieltherapie. Die Lösungen sind aufgelistet.

AB 15 Übungen zur Vertiefung und Anwendung

Dieses Arbeitsblatt liefert eine Reihe an praktischen Übungen und Impulsen zur Vertiefung der in diesem Buch vorgestellten Inhalte. Zudem soll es dazu anregen, über aktuelle therapeutische Themen bei eigenen Patient:innen nachzudenken sowie Ideen zu sammeln, wie diese spieltherapeutisch unterstützt werden könnten.

AB 16 Wissensüberprüfung zu spieltherapeutischen Interventionen

Dieses Arbeitsblatt enthält Fragen zum Thema spieltherapeutische Interventionen. Es dient zur Wissensüberprüfung. Die Lösungen sind aufgelistet.

AB 17 Wissen anwenden: Spieltherapeutische Interventionen

Dieses Arbeitsblatt listet Ideen auf, wie Therapeut:innen, die sich in spieltherapeutischen Interventionen üben möchten, vorgehen können.

AB 14 • Ü

Wissensüberprüfung zu den Grundlagen

(1) Was gehört zu den Grundannahmen der non-direktiven Spieltherapie nach Axline?
- (a) Das Prinzip der Ehrlichkeit
- (b) Das Prinzip der vollständigen Annahme
- (c) Das Prinzip der Hoffnung
- (d) Das Prinzip des Aussprechens

(2) Wer entwickelte die personenzentrierte Spieltherapie?
- (a) Carl Gustav Jung
- (b) Carl Rogers
- (c) Herbert Götze
- (d) Sigmund Freud

(3) Was beschreibt die Ich-Zentriertheit?
- (a) Kinder haben den Eindruck, Einfluss auf Situationen und Handlungen anderer Menschen zu haben.
- (b) Kinder wollen die ganze Aufmerksamkeit auf sich ziehen.
- (c) Kinder fokussieren sich nur auf die eigenen Bedürfnisse und können die Bedürfnisse anderer kaum wahrnehmen.
- (d) Kinder möchten ständig in den Spiegel sehen, um sich selbst zu sehen.

(4) Woran kann man traumatisches Spiel erkennen?
- (a) Das Kind inszeniert eine dramatische Szene.
- (b) Das Kind zeigt destruktive Impulse im Spiel.
- (c) Das Kind wiederholt eine Spielhandlung immer wieder, beispielsweise das Umschütten von Materialien.
- (d) Das Kind zeigt während des Spiels eine Affektunterdrückung und wiederholt meist destruktive Spielhandlungen immer wieder, wobei keine Helferfiguren zugelassen werden.

(5) Wie kann die Elternarbeit in der Spieltherapie beschrieben werden?
- (a) Eltern werden in der Spieltherapie nicht in den Prozess eingebunden, um die Privatsphäre des Kindes zu wahren.
- (b) Begleitend finden regelmäßige Elterngespräche statt, in denen über die Spielinhalte gesprochen werden kann.
- (c) Die Eltern sind bei allen Spieltherapiestunden anwesend und spielen mit.
- (d) Die Eltern beobachten die Spieltherapiestunden.

(6) Bei welchem Störungsbild ist eine Spieltherapie kontraindiziert?
- (a) Entwicklungsstörungen mit ausgeprägter Symptomatik
- (b) Selektiver Mutismus, da die Kinder in der Spieltherapie sprechen müssen
- (c) Trennungsangst, da die Kinder allein in die Spieltherapie kommen müssen
- (d) Traumatisierte Kinder, da sie im Spiel retraumatisiert werden könnten

Lösungen: 1=b, 2=c, 3=a, 4=d, 5=b, 6=a

AB 15 • Ü

Übungen zur Vertiefung und Anwendung

Um das erlernte Wissen zu vertiefen, können Sie folgende Übungen ausprobieren. Nehmen Sie sich für jede Übung einige Minuten Zeit.

- Erstellen Sie ein Mindmap zu den verschiedenen Ebenen der spieltherapeutischen Arbeit.
- Schreiben Sie die verschiedenen spieltherapeutischen Interventionen auf Karteikarten, um sie flexibel lernen zu können.
- Überlegen Sie bei aktuellen Kindern, die Sie spieltherapeutisch begleiten, welche therapeutisch relevanten Themen gerade im Vordergrund stehen und wie Sie diese begleiten können.
- Stellen Sie sich vor, ein Elternteil fragt Sie in einem Gespräch, warum Sie am Ende der Stunde mit dem Kind immer »nur« spielen. Schreiben Sie eine kurze und für Eltern verständliche Erklärung, warum die spieltherapeutische Einheit sinnvoll ist.
- Üben Sie zu erklären, wie man bei einem Kind eine gute innere Instanz aufbauen kann oder was es braucht, um ein Sicherheitsgefühl zu stärken.
- Schreiben Sie für einige Zeit nach den Spielstunden spontan 3 Ideen auf, welche Spielinhalte welchen Alltagsbezug haben könnten.
- Beobachten Sie Ihre Patient:innen und seien Sie aufmerksam für Hinweise auf traumatisches Spiel oder überflutende Emotionen.
- Beschreiben Sie in Ihren eigenen Worten, wie und was Kinder im Spiel lernen.
- Denken Sie an ein aktuelles Kind in Ihrer Spieltherapie und überlegen Sie, welche stärkenden Selbstinstruktionen Sie in das Spiel miteinbauen könnten, um diese beim Kind zu verankern.
- Denken Sie beim Spielen die Möglichkeit mit, psychoedukative Inhalte miteinzubauen. Überlegen Sie, ob es in letzter Zeit eine Spielsituation gab, die Sie noch einmal aufgreifen und mit psychoedukativen Impulsen bereichern könnten.
- Beobachten Sie sich selbst beim Spielen und achten Sie darauf, die Energie und Intensität des Kindes aufzugreifen oder entsprechend Ihres Therapiezieles diese bewusst zu verändern.

AB 16 • Ü

Wissensüberprüfung zu spieltherapeutischen Interventionen

(1) Was bedeutet Verbalisieren emotionaler Erlebnisinhalte?
- (a) Ohne Wertung beschreiben, was das Kind spielt.
- (b) Es werden Hypothesen ausgesprochen, was das Spiel des Kindes bedeuten könnte.
- (c) Es wird in eigenen Worten beschrieben, wie Figuren auf Spielebene sowie das Kind auf Realebene sich fühlen könnten.
- (d) Es wird ausgesprochen, wie der Therapeut oder die Therapeutin sich durch das Spiel fühlt.

(2) Wie kann ein Sicherheitsgefühl im Spiel aufgebaut und verstärkt werden?
- (a) Mit dem Kind werden die Notfallnummern von Polizei, Krankenwagen und Feuerwehr erlernt.
- (b) Im Spiel werden sichere Räume angeboten und hilfreiche Selbstinstruktionen eingeübt.
- (c) Das Spielzimmer wird bei einer Sicherheitsbegehung begutachtet, damit sich kein Kind verletzt.
- (d) Zu Beginn erhält das Kind eine Sicherheitseinweisung, um an der Spieltherapie teilnehmen zu können.

(3) Was beschreibt am ehesten ein Machtumkehrspiel?
- (a) Der Therapeutin wird beim Spielkampf mit einem Schwert in den Bauch gestochen.
- (b) Das Kind versucht, eine Regel durchzusetzen, indem es droht, dass es sonst der Mutter sagt, die Spieltherapie sei nicht toll.
- (c) Die Spielszene wird so gestaltet, dass nicht gegeneinander gekämpft werden darf, sondern nur kooperiert werden darf.
- (d) Das Kind nimmt in einer Spielszene das Krokodil und beginnt, den Therapeuten damit zu jagen, der schreiend davonrennt.

(4) Was bedeutet es, sich als Therapeut:in in der Spieltherapie non-direktiv zu verhalten?
- (a) Das Kind führt, der / die Therapeut:in folgt
- (b) Therapeut:innen stellen keine Fragen
- (c) Es wird keine direkte Anrede an das Kind verwendet.
- (d) Therapeut:innen greifen in das Spiel des Kindes ein, um es in eine gewisse Richtung zu lenken

(5) Welche Frage dient am ehesten dazu, eine Regieanweisung einzuholen?
- (a) Wie könnte der sich jetzt fühlen?
- (b) Was soll die Prinzessin als Nächstes machen?
- (c) Was hast du heute schon erlebt?
- (d) Möchtest du eine Pause machen und etwas trinken?

(6) Was ist eine hilfreiche Intervention im Umgang mit traumatischem Spiel?
- (a) Aufbau guter innerer Instanzen
- (b) Gezieltes Nachfragen über die traumatische Situation
- (c) Traumatisches Spiel sollte immer ignoriert werden
- (d) Das Spiel sollte immer unterbrochen und auf Realebene besprochen werden

Lösungen: 1=c, 2=b, 3=d, 4=a, 5=b, 6=a

Wissen anwenden: Spieltherapeutische Interventionen

Erstkontakt und Abschluss der spieltherapeutischen Sequenz gestalten

Üben Sie in einem Rollenspiel in der Intervisionsgruppe, eine spieltherapeutische Einheit einzuleiten sowie abzuschließen. Dies könnte beinhalten, zu Beginn zu erklären, was das Kind in der Spieltherapie erwartet, sowie das Ende der spieltherapeutischen Einheit anzukündigen und zu begleiten.

Regieanweisungen einholen

Üben Sie in einem Rollenspiel in der Intervisionsgruppe, bei einem gemeinsamen Spiel mit einem Kind Regieeinweisungen einzuholen. Üben Sie dabei einmal in der Rolle des Kindes sowie einmal in der Rolle als Therapeut:in. Reflektieren Sie gemeinsam, wie es sich angefühlt hat.

Verbalisieren emotionaler Erlebnisinhalte

Üben Sie in einem Rollenspiel in der Intervisionsgruppe, bei einem gemeinsamen Spiel mit einem Kind das Verbalisieren emotionaler Erlebnisinhalte einzuholen. Üben Sie dabei einmal in der Rolle des Kindes sowie einmal in der Rolle als Therapeut:in. Reflektieren Sie gemeinsam, wie es sich angefühlt hat.

Erkennen von Bedürfnissen und Aufstellen von Hypothesen zu Spielverhalten

Diskutieren Sie in der Intervisionsgruppe über das Spielverhalten aktueller Therapiekinder, überlegen Sie gemeinsam, welche Bedürfnisse dahinterstehen könnten, und stellen Sie Hypothesen dazu auf, wie ein Alltagsbezug aussehen könnte oder was das Kind dadurch bearbeiten könnte.

Das Thema *Einhalten von Grenzen* bearbeiten

- Üben Sie in der Intervisionsgruppe, Kindern zu erklären, welche Regeln und Grenzen es im spieltherapeutischen Setting gibt und was erlaubt ist.
- Fragen Sie in Ihren Therapien unterschiedliche Kinder nach ihren (körperlichen) Grenzen und beobachten Sie zugleich, wie die Kinder sich in der Interaktion verhalten. Sichern Sie den Kindern zu, die Grenzen einzuhalten, und beobachten Sie, wie die Kinder darauf reagieren.
- Üben Sie in Rollenspielen in der Intervisionsgruppe, auf körperlich grenzüberschreitendes Verhalten eines Kindes während des gemeinsamen Spiels zu reagieren, dieses zu stoppen und Alternativverhalten anzubieten.
- Üben Sie in Rollenspielen in der Intervisionsgruppe, wie Sie damit umgehen können, wenn ein Spieltherapiekind Sie auf Spielebene fesseln möchte.
- Üben Sie in der Intervisionsgruppe, aggressives Verhalten gegen Gegenstände zu stoppen, Ihr Handeln zu erklären und Alternativverhalten anzubieten.

Ängste bearbeiten im Spiel

- Lassen Sie in Ihren Therapien ein Kind einen Albtraum malen und nutzen Sie Ihre Fantasie und Ihr spieltherapeutisches Können, um diesen auf dem Papier oder im Spiel zu bearbeiten, z. B. durch das Anbieten von Helferfiguren.
- Überlegen Sie, wie bei verschiedenen Ängsten von Kindern die Auswahl des angebotenen Therapiematerials sowie zusätzlicher psychoedukativer Materialien aussehen könnte, z. B. bei der Angst vor Ärzten, der Angst vor Hunden oder bei Trennungsangst.

Wissen anwenden: Spieltherapeutische Interventionen

Machtumkehrspiele üben
Inszenieren Sie bewusst verschiedene Arten von Machtumkehrspielen mit einem Kind, das diese genießt, und leiten Sie die Bezugspersonen an, mit dem Kind Machtumkehrspiele zu Hause zu spielen.

Einsatz von Handpuppen
Führen Sie in einigen Therapien eine Handpuppe ein, die die Stunden begleitet, und achten Sie darauf, wie die Kinder auf die Handpuppe reagieren. Lassen Sie die Handpuppe eine therapeutische Übung anleiten oder den Kindern Fragen zu ihren aktuellen Themen stellen.

Elternarbeit in der Spieltherapie
Bereiten Sie ein bald anstehendes Elterngespräch schriftlich vor, indem Sie aktuelle therapeutische Themen sammeln und überlegen, welche Hypothesen Sie mit den Eltern besprechen möchten.

12 Wo kann ich mehr erfahren?

In diesem Kapitel wird Literatur zur Spieltherapie aufgeführt. Zudem werden geeignete Kartensets und Therapiespiele vorgestellt, die im Rahmen der Spieltherapie eingesetzt werden können.

Informationsmaterial dieses Kapitels

INFO 42 Weiterführende Literatur zur Spieltherapie
Auf diesem Informationsblatt werden Bücher zum Thema Spieltherapie (und personenzentrierter Therapie) aufgelistet.

INFO 43 Kartensets für die Spieltherapie
Dieses Informationsblatt führt hilfreiche und lustige Kartensets für die Arbeit in der Kinder- und Jugendlichenpsychotherapie auf, die im Rahmen einer spieltherapeutischen Einheit sowie in der Elternarbeit einsetzbar sind.

INFO 44 Therapiespiele zum Einsatz in der Spieltherapie
Auf diesem Informationsblatt werden Therapiespiele vorgestellt, die im Rahmen einer Spieltherapie gut eingesetzt werden können, um über Gefühle zu sprechen oder bestimmte therapeutische Themen zu bearbeiten. Gerade bei Kindern, die sich in der Spieltherapie oft Regelspiele aussuchen, kann der Einsatz von Therapiespielen begünstigend wirken, um dennoch das Thema Gefühle anzuschauen und in das Sprechen über aktuelle Themen zu kommen.

INFO 42 • Ⓥ

Weiterführende Literatur zur Spieltherapie

Höfer, S. (2016). Spieltherapie. Geleitetes individuelles Spiel in der Verhaltenstherapie (2. Aufl.). Weinheim: Beltz.
In diesem Grundlagenbuch von Silvia Höfer werden viele Themen aus diesem Therapie-Basics-Band noch einmal vertieft behandelt und mit spannenden Praxisbeispielen dargestellt. Silvia Höfer bietet zudem immer mal wieder bereichernde Vorträge an, die dabei helfen können, spieltherapeutische Interventionen und ihre Wirkung zu verstehen. Empfehlenswert!

Heine, H. (2023). Therapie-Tools Stärkenarbeit mit Kindern und Jugendlichen. Weinheim: Beltz.
In dieser Materialsammlung zum Thema *Kinder und Jugendliche stärken* finden Sie Informations- und Arbeitsblätter, die in der Spieltherapie eingesetzt werden können. Zudem erklärt ein Kapitel die Bedeutung von Bindungsspielen und wie diese therapeutisch eingesetzt werden können.

Grasmann, D., Felber, A. & Euler, F. (2025). Therapie-Tools Emotionsregulation bei Kindern und Jugendlichen. Weinheim: Beltz.
Dieser Therapie-Tools-Band beinhaltet praktische Informations- und Arbeitsblätter, die bei der psychoedukativen Arbeit in der Spieltherapie eingesetzt werden können, um über Gefühle und Strategien zur Selbstberuhigung zu lernen.

Weinberger, D. (2013). Kindern spielend helfen. Eine personenzentrierte Lern- und Praxisanleitung. Weinheim: Beltz Juventa.
Dieses Buch stellt eine theoretische Einführung dar, welche in verschiedenen Übungen beschreibt, wie der personenzentrierte Ansatz von Carl Rogers in der Therapie mit Kindern eingesetzt werden kann. Ziel ist dabei die Steigerung der psychotherapeutischen und beraterischen Kompetenz von Fachkräften, z. B. Spieltherapeut:innen.

Weinberg, D. (2017). Traumatherapie mit Kindern. Strukturierte Trauma-Intervention und traumabezogene Spieltherapie. Stuttgart: Klett-Cotta.
Dieses Buch ist für alle, die sich intensiver mit dem Thema Traumabehandlung und traumabezogene Spieltherapie auseinanderzusetzen, sehr zu empfehlen.

INFO 43 • Ⓥ

Kartensets für die Spieltherapie

Rossa, R. & Rossa, J. (2017). Wenn du ein Bonbon wärst … 120 verrückte Fragekarten für den Einstieg in die Kinderpsychotherapie. Weinheim: Beltz.
Dieses Kartenset besteht aus kreativen Satzanfängen, die spannende Antworten produzieren können. In der Spieltherapie kann das Kartenset eingesetzt werden, um die Kinder sowie ihre inneren Wünsche, Ideen und Einstellungen besser kennenzulernen. Zudem kann eine gemeinsame Beantwortung der Fragen Leichtigkeit in die Stunde bringen und die therapeutische Beziehung stärken.

Scholz, F. (2018). Stärken-Schatzkiste für Kinder und Jugendliche. Weinheim: Beltz.
Dieses Kartenset unterstützt dabei, eigene Stärken zu entdecken und das Selbstwertgefühl zu steigern. In der Spieltherapie kann es zwischendurch eingesetzt werden. Kurze Fragen und Impulse regen spielerisch dazu an, sich über Ressourcen auszutauschen und diese für die Problembewältigung nutzbar zu machen.

Botved, A., Gräßer, M. & Hovermann, E. (2016). Gefühle benennen mit Kindern und Jugendlichen. Weinheim: Beltz.
Diese Gefühlskarten können zwischendurch oder als Einstieg oder Abschluss von spieltherapeutischen Einheiten eingesetzt werden. Kinder können Gefühle auswählen, die sie ohne die Unterstützung vielleicht noch nicht benennen könnten.

Burtscher, M. (2025). »Komm mit!« – Fantasiereisen zur Entspannung, Meditation und Resilienz. Weinheim: Beltz.
Dieses Kartenset bietet sich an, wenn man eine Entspannungseinheit in die Therapiestunde einbauen möchte. Dies kann sowohl auf Realebene als auch auf Spielebene angeleitet werden.

Bücken-Schaal, M. (2016). Bildkarten Gefühle. Für Kindergarten und Grundschule. München: Don Bosco.
Mit diesem ansprechenden Kartenset kann eingeschätzt werden, wie gut Kinder die Gefühle bereits kennen und inwiefern sie benennen können, was sie fröhlich, traurig etc. macht. Zudem kann über beiliegende Situationskarten gesprochen werden: Was passiert und wie fühlen sich die Kinder in dieser Situation?

Ptassek, H. (2025). Richtig gut für mich! Impulse zur Selbstfürsorge für Kinder. 60 Bildkarten für Therapie und Beratung. Weinheim: Beltz.
Das Kartenset für Kinder zum Thema Selbstfürsorge liefert viele gute Ideen, wie Kinder sich selbst etwas Gutes tun können. Sowohl auf Realebene als auch auf Spielebene einsetzbar – schließlich gibt es im Spielgeschehen manchmal auch Figuren, bei denen man schauen kann, was ihnen gerade guttun könnte, damit es ihnen besser gehen kann.

Heine, H. (2021). Elternstärken. Kompetenzen und Ressourcen erkennen und entwickeln. Kartenset mit 120 Impulsen für die Elternarbeit in Therapie und Beratung. Weinheim: Beltz.
Das Kartenset lässt sich in der Elternarbeit von Spieltherapiekindern gut einsetzen. Es fokussiert darauf, den positiven Blick der Eltern auf ihr Kind zu fördern und Ressourcen des Familiensystems sowie des Kindes zu entdecken und zu stärken.

Therapiespiele zum Einsatz in der Spieltherapie

Erdmann, K., Erdmann, C. & Erdmann, T. (2022). Die Diamantenfabrik. Ressourcenorientiertes Therapiespiel für die therapeutische und pädagogische Arbeit mit Kindern und Jugendlichen. Weinheim: Beltz.
In diesem Spiel geht es darum, Stärken in Form von Ressourcen-Diamanten zu entdecken und weiterzuentwickeln. Das Spielbrett zeigt eine bunte Fabrik, in der Diamanten produziert werden. Die Spieler und Spielerinnen müssen in einem spannenden Wettlauf durch die Fabrik verschiedene Fragen beantworten, Aufgaben bewältigen und schließlich an einer ausgewählten Ressource arbeiten. Auf diese Weise kann ein gutes Selbstwertgefühl und ein funktionales Selbstwirksamkeitserleben aufgebaut werden.

Vogt-Sitzler, F. & Vogt, M. (o. J.). Das Land-der-Gefühle-Spiel: Gefühle erkennen und benennen. Bremen: Manfred Vogt Spieleverlag.
Das Land-der-Gefühle-Spiel hilft vor allem jüngeren Kindern, Gefühle zu benennen, über Auslöser für Gefühle und typische Gefühlsausdrücke zu sprechen. Dazu sind auf dem Spielbrett die unterschiedlichsten Tiere in sehr verschiedenen Gemütszuständen zu sehen. Über ihre Bewegungen, Körperhaltungen und Gesichtsausdrücke lassen sich unterschiedliche Gefühle der Tiere erkennen und benennen. Das Spiel enthält zudem 150 Frage- und Aktionskarten zu den Grundgefühlen.

Erdmann, C. (2024). Gefühlswelten-Entdecker. Kniffliges Würfelspiel rund um Emotionen für Kinder in Therapie und Beratung. Weinheim: Beltz.
Dieses Würfelspiel orientiert sich an den Regeln von Kniffel™, jedoch zeigt der Würfel Gesichter mit verschiedenen Gesichtsausdrücken der sechs Grundemotionen – Freude, Überraschung, Traurigkeit, Angst, Wut und Ekel. Das Spiel lädt dazu ein, über die Gefühle zu sprechen und bietet weitere kreative Spielimpulse, um die Gefühlswelt zu erkunden.

Prätsch, M. (2024). Moment mal – Das Wirbelwindspiel. Achtsamkeitsspiel für die therapeutische und pädagogische Arbeit mit Kindern und Jugendlichen. Weinheim: Beltz.
Das Spielbrett von »Moment mal – Das Wirbelwindspiel« zeigt eine fantastische Landschaft mit einem großen Wirbelwind. Die Kinder lernen auf ihrem Spielweg verschiedene Achtsamkeitsübungen kennen, wobei sie für jeden Übungsversuch »Momentepunkte« erhalten. Manchmal rutschen sie zurück oder der starke Wind treibt sie nach vorn, bis sie schließlich auf der Ruheinsel ankommen. Das Spiel kann in der Spieltherapie mit Kindern eingesetzt werden, bei denen die Achtsamkeit gefördert werden soll.

Rossa, R. & Rossa, J. (2024). Gefühle-Monster-Mix zum Externalisieren mit Kindern. Weinheim: Beltz.
Der Gefühle-Monster-Mix ist ein Kartenlegespiel, mit dem belastende Emotionen, Gedanken und Verhaltensmuster externalisiert werden können. Jeweils vier Karten ergeben zusammengelegt eine Figur, z. B. ein »Wutmonster« oder »Meine Angst«. Das entstandene Monster wird besprochen und Schritt für Schritt verändert – so kann z. B. die Wutmonsterrüstung durch Auflegen einer weiteren Karte in ein Regenbogen-T-Shirt verwandelt werden. In der Spieltherapie kann es als Zwischenschritt angeboten werden, um dann z. B. auf Spielebene mit dem Gefühls-Monster weiterzuarbeiten.

Botved, A., Gräßer, M. & Hovermann, E. (2021). Ressourcen-Memo. 30 Bildpaare für die therapeutische und pädagogische Arbeit mit Kindern und Jugendlichen. Weinheim: Beltz.
Dieses Memo-Spiel besteht aus Bildkarten, durch welche Kinder eigene Ressourcen erkennen können.

Literatur

Axline, V. (2016). Kinder-Spieltherapie im nicht-direktiven Verfahren. München: Ernst Reinhardt.

Borg-Laufs, M. & Dittrich, K. (Hrsg.). (2010). Psychische Grundbedürfnisse in Kindheit und Jugend. Perspektiven für Soziale Arbeit und Psychotherapie. Tübingen: DGTV-Verlag.

Erikson, (E.H.). Childhood and Society. New York: Norton.

Freud, A. (1927). Einführung in die Technik der Kinderanalyse. Vier Vorträge am Lehrinstitut der Wiener Psychoanalytischen Vereinigung. Wien: Internationaler Psychoanalytischer Verlag.

Goetze, H. (1981). Personenzentrierte Spieltherapie. Göttingen: Hogrefe.

Grawe, K. & Caspar, F. M. (1984). Die Plananalyse als Konzept und Instrument für die Psychotherapieforschung. In U. Baumann (Hrsg.), Psychotherapieforschung. Makro- und Mikroperspektiven (S. 177–197). Göttingen: Hogrefe.

Grawe, K. (1992). Komplementäre Beziehungsgestaltung als Mittel zur Herstellung einer guten Therapiebeziehung. In: J. Margraf & J. Brengelmann (Hrsg.), Die Therapeut-Patient-Beziehung in der Verhaltenstherapie (S. 215–244). München: Gerhard Röttger.

Grawe, K. (2004). Neuropsychotherapie. Göttingen: Hogrefe.

Havighurst, R.J. (1953). Human Development and Education. New York: David McKay.

Höfer, S. (2016). Spieltherapie. Geleitetes individuelles Spiel in der Verhaltenstherapie (2. Aufl.). Weinheim: Beltz.

Jernberg, A.M. (1987). Theraplay. Eine direktive Spieltherapie. Stuttgart: Gustav Fischer.

Kalff, D.M. (1996). Sandspiel. Seine therapeutische Wirkung auf die Psyche (3.Aufl.). München: Ernst Reinhardt.

Klein, M. (2911). Das Seelenleben des Kleinkindes und andere Beiträge zur Psychoanalyse (9. Aufl.). Stuttgart: Klett-Cotta.

Lowenfeld, M. (1991). Play in Childhood. Classics in Developmental Medicine. Cambridge: Cambridge University Press.

Oaklander, V. (1984). Gestalttherapie mit Kindern und Jugendlichen. Konzepte der Humanwissenschaften. Stuttgart: Klett-Cotta.

Rogers, C. (1977). On becoming a person. Robinson Publishing.

Traudel, S. & Weiß, G. (2018). Heilpädagogische Spieltherapie. Stuttgart: Klett-Cotta.

Weinberger, D. (2013). Kindern spielend helfen. Eine personenzentrierte Lern- und Praxisanleitung. Weinheim: Beltz Juventa.

Winnicott, D.W. (2012). Vom Spiel zur Kreativität (13. Aufl.). Stuttgart: Klett-Cotta.